新型冠状病毒肺炎
全民心理健康实例手册

主　编　陆　林　王高华

副主编　唐向东　孙洪强　刘忠纯　王育梅
　　　　　孙　伟　钱　英　师　乐

编　者（以姓氏拼音为序）

邓佳慧	北京大学第六医院	孙洪强	北京大学第六医院
宫艺邈	北京大学第六医院	孙　伟	北京大学第六医院
韩　露	河北医科大学第一医院	孙艳坤	北京大学第六医院
李　娜	北京大学第六医院	孙一凡	四川大学华西医院
李睿婷	武汉大学人民医院	谭　璐	四川大学华西医院
刘增义	北京大学第六医院	唐向东	四川大学华西医院
刘忠纯	武汉大学人民医院	王高华	武汉大学人民医院
陆　林	北京大学第六医院	王育梅	河北医科大学第一医院
孟适秋	北京大学第六医院	王　忠	北京大学第六医院
齐　璐	北京大学第六医院	杨　灿	武汉大学人民医院
钱　英	北京大学第六医院	袁　凯	北京大学第六医院
阙建宇	北京大学第六医院	岳晶丽	北京大学第六医院
任　蓉	四川大学华西医院	翟　璇	河北医科大学第一医院
邵　岩	北京大学第六医院	张颖健	北京大学第六医院
师　乐	北京大学第六医院	祝喜梅	北京大学第六医院
时　媛	四川大学华西医院		

组织编写单位　中国健康教育中心
　　　　　　　　国家卫生健康委员会疾病预防控制局
　　　　　　　　中国医师协会

北京大学医学出版社

XINXING GUANZHUANG BINGDU FEIYAN
QUANMIN XINLI JIANKANG SHILI SHOUCE

图书在版编目（CIP）数据

新型冠状病毒肺炎全民心理健康实例手册 / 陆林，
王高华主编 . —北京：北京大学医学出版社，2020. 2
ISBN 978-7-5659-2162-9

Ⅰ . ①新…　Ⅱ . ①陆…②王…　Ⅲ . ①日冕形病毒－
病毒病－肺炎－心理疏导－手册　Ⅳ . ① R395.6-62

中国版本图书馆 CIP 数据核字（2020）第 026144 号

新型冠状病毒肺炎全民心理健康实例手册

主　　编：陆　林　王高华
出版发行：北京大学医学出版社
地　　址：（100191）北京市海淀区学院路 38 号　北京大学医学部院内
电　　话：发行部 010-82802230；图书邮购 010-82802495
网　　址：http://www.pumpress.com.cn
E-mail：booksale@bjmu.edu.cn
印　　刷：北京信彩瑞禾印刷厂
经　　销：新华书店
责任编辑：畅晓燕　高　瑾　梁　洁　责任校对：靳新强　责任印制：李　啸
开　　本：880 mm×1230 mm　1/32　印张：4.875　字数：75 千字
版　　次：2020 年 2 月第 1 版　2020 年 2 月第 1 次印刷
书　　号：ISBN 978-7-5659-2162-9
定　　价：20.00 元

这个冬天

这个冬天，有一个微生物让我们按下了时光的暂停键
它让我们发热、肺部改变，甚至呼吸衰竭
它的出现，让我们焦炙，让早春的步履踯躅
我们尚不知道它从哪里来，什么时候离去
只知道人类对自然的敬畏已经打破

这个冬天，从武汉开始
因为这个微生物，街道静寂，商场萧条，城市清冷
因为这个微生物，同胞倒下了，医生哽咽了，亲人隔离了
突然的袭击，我们措手不及
我们恐惧，我们焦虑，我们抑郁

这个冬天，它很快就会过去
因为有千千万万的白衣天使冲上了阵地
春天马上就要到了，笑容很快又要显现
因为有千千万万的白衣天使在安慰受伤的心，在抚平身体的痛

我们会走进春天，撇下冬日的阴霾，拥抱暂别的湖光山色
牵着同胞的手，端起芳香四溢的热干面

因为相信春天，我们在冬天里从容

在微生物面前刚强，在恐慌面前镇静

因为相信春天，我们将昂起从未屈服的头

擦干泪水，带着伤痛，奋不顾身走过去

陆林

2020 年 2 月于北京

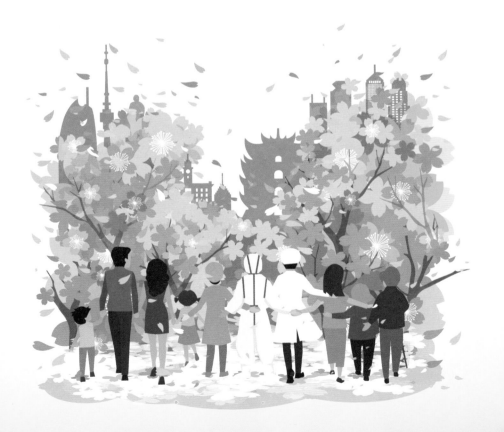

前　言

最近，一种新的传染性疾病——新型冠状病毒肺炎在武汉暴发，并迅速在全国蔓延，扰乱了人们的正常生活，也打破了新春佳节的热闹温馨。实时滚动的疫情信息、空空荡荡的街道、戴着口罩步履匆匆的人们，这些都表明我国人民群众防疫意识不断提高。然而，不断增多的感染人数、供不应求的防疫和医疗物资等，使许多人处于惶惶不安中，谈"肺炎"色变，人们的心头蒙上了一层阴影。

在这场没有硝烟的"战争"中，有感染者、有奋战在一线的医务人员、有足不出户自觉防疫的普通大众、有保障群众生活的社会工作者……我们要认识到在与新型冠状病毒肺炎战斗的日子里，人们不仅要应对疾病本身，还要面对因对疾病的众多未知而产生的恐惧与疑虑。为保障我国人民群众的心理健康，增强人们对疫情下不良情绪反应的理解和调节能力，在中国健康教育中心、国家卫生健康委员会疾病预防控制局和中国医师协会的组织下，来自北京大学第六医院、武汉大学人民医院、四川大学华西医院、河北医科大学第一医院的精神心理卫生领域的专家们夜以继日，在繁重的防控新型冠状病毒肺炎工作之余，结合临床实例全力编写此书，以期为疫情下大众的心理健康保驾护航。

本书共分为上下两篇，上篇介绍突发公共卫生事件时常见的心理变化、行为表现以及应对方式，让大家对疫情下的心理健康问题有初步的了解；下篇鉴于不同人群心理表现及可实施干预方式的差别，对医护人员、感染者、感染者家属、社区群众等可能出现的心理问题结合案例有针对性地进行介绍，满足不同人群的实际需求。由于编写时间紧张，本书难免有不足之处，恳请见谅。

　　人类与传染病斗争多年，历史一次次证明科学终将征服疫病，相信这次我们也一定能够战胜疫情。希望本书能为大家减少心理损害，为打赢这场战"疫"尽微薄之力。

陆林

中国科学院院士

北京大学第六医院院长

中国疾病预防控制中心精神卫生中心主任

王高华

武汉大学人民医院院长

湖北省神经精神病研究所所长

中国医师协会精神科医师分会会长

目　录

上　篇　新型冠状病毒肺炎疫情
相关的心理健康概述

第一章　肺炎疫情下的心理健康防护……………………　2

第二章　疫情之下常见的情绪反应………………………　9

第三章　疫情相关的心因性精神障碍……………………　19

第四章　心理状况评估方法………………………………　27

第五章　心理调适技术……………………………………　44

下　篇　不同人群心理反应及干预方法

第六章　前线医护人员……………………………………　52

第七章　一般医护人员……………………………………　63

第八章　感染患者…………………………………………　71

第九章　感染患者家属……………………………………　84

第十章　因疫去世者家属…………………………………　95

第十一章　疑似患者………………………………………　104

第十二章　其他社会服务工作者…………………………　114

第十三章　社区人群………………………………………　126

第十四章　特殊人群（老年人、儿童、孕产妇）………　137

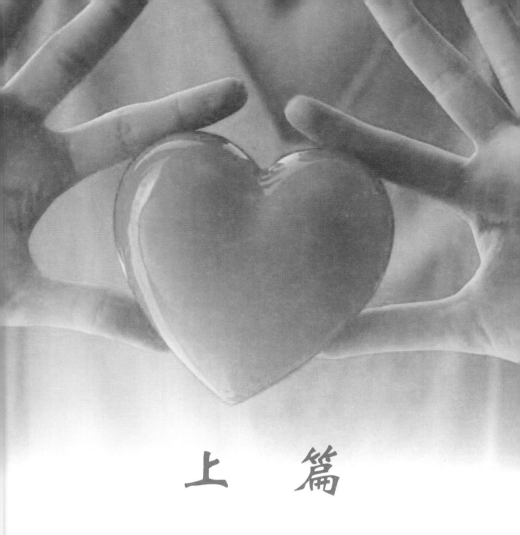

上 篇

新型冠状病毒肺炎疫情
相关的心理健康概述

第一章　肺炎疫情下的心理健康防护

　　2020 年初，新型冠状病毒肺炎在我国的多地流行起来。起初，人们多数持观望、怀疑态度，但是随着疾病的快速蔓延，随之而来的是铺天盖地的疫情信息，人们开始感到担忧、焦虑，甚至出现过度恐惧、紧张不安等应激反应。应激事件不仅影响生理健康，也会影响心理健康。毫无疑问，面对新型冠状病毒导致的疫情，对于任何一个人来说，都是一个巨大的应激事件，尤其是公众在得知这种新型肺炎可以"人传人"，医疗用品如医用口罩、医用酒精等供不应求之时，这种伴随疫情持续存在而出现的压力

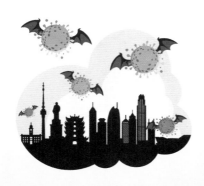

就会使我们的情绪、生理、思维和行为上产生变化。这些变化通常就是"应激"的表现，如出现头疼脑热，就怀疑自己得了新型肺炎，甚至可能出现群体性恐慌。

　　应激指的是当一个生命体所面对的事件（比如此次的疫情）打破了自己的平衡和承受能力，或超越了自己的应对能力时，所产生的一种应对反应模式。压力不仅会给我们带来心理上的困扰，它同样会影响我们的生理情况。疫情开始后的数据表明，有超过 **20%** 的人因为疫情带来的压力而出现了生理上的反应，比如，腹痛、腹泻、无明确原因的身体疼痛，以及胸闷、多汗、发冷、颤抖、肌肉抽搐等。总体来说，这些反应在一定范围内出现并无大碍。但值得注意的是，公众需要区分压力导致的生理反应与生理疾病导致的生理反应。压力对个体的影响还体现在我们的思维过程和思维内容上。因为怀疑，我们会对自己或他人的各种变化变得更加敏感，也可能会负面解读信息、夸大严重后

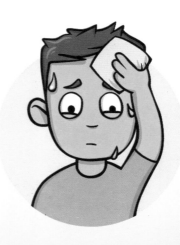

果和低估自己的应对能力。可能咳嗽两下就立刻怀疑自己得了肺炎，而且这种念头不像往常一样轻易消失，并且可能会无法控制地反复去想病毒感染后的严重后果。

传染病防治的基本原则是管理传染源，切断传播途径，保护易感人群。鉴于此，全国各地采取了限制出行、医学隔离等一系列举措来限制疫情的扩散。这种一定程度的自由受限也会对大众的心理造成不良影响。被隔离的人除了会经历慌乱、恐惧等心理过程外，还会因日常作息规律被打破而产生心理问题，如无法正常工作、熬夜、过度使用电子产品、缺乏体育锻炼等，这些均会对个体的睡眠和情绪产生负面影响。此外，缺少了家人和朋友的陪伴与支持，缺乏有效的沟通，内心的烦闷无处倾诉，会加重其被困和被抛弃的感觉。

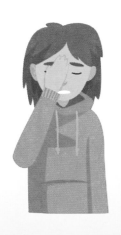

疫情发生时还会出现对疾病的"病耻感"或"污名化"，如因恐惧疾病而非理性地抵制湖北人、武汉人，这是将对疾病的恐惧、焦虑外化为"来自疫区的人即携带病毒"的观念。如果疫区的人没有自我保护意识，认同

上述观点，就可能会产生"耻辱感"，觉得自己生病或者来自有疫情的地区就是可耻的。而那些可能的被感染者由于害怕被贴上令人厌弃的标签，进而隐瞒病情，拒绝或拖延就医，为疫情的防治埋下隐患。"病耻感"还会进一步瓦解人的自尊，产生一种自己不值得被爱的感觉，如果之前有过创伤经历或性格本就内向敏感，由疫情带来的病耻感可能会加重患者的自责、愧疚和自我怀疑。

　　针对上述心理问题，可从以下几方面进行自我调节。

1. 用知识明目养心

　　疫情发生后，随着对病毒的成功分离、分型，诊断试剂盒的发明、应用，对新型冠状病毒肺炎已经可以做到科学诊断、科学治疗、科学防控。我们要从官方渠道学习关于新型冠状病毒肺炎的知识，接受客观事实，正确认识疫情对人类的影响。以我国现有的医疗条件，加之经历过"非典"的考验，有党和各级政府的坚强领导，在人民群众强有力的配合下，战胜疫情只是时间问题。我们要学习科学的疾病预防措施，在日常生活中保护自己和家人。目前官方平台、权威机构都在疾病预防方面做了很多宣传，图文并茂，浅显易懂，非常适合公众理解和实践。针对不常接触新媒体的老年人和儿童，也有便于他们理解的动画、视频等。对于已处于隔离阶段的人群，学习疫情的相关知识，有利于把被动隔离转变为主动隔离，提高主动性和依从性，降低恐慌。

2. 觉察自己的情绪

与 **2003** 年"非典"疫情时一样，随着疫情的蔓延，大众会出现担心、恐惧等情绪，焦躁不安地通过各种渠道查询信息。这是人类应对危机的正常反应，但是很多时候我们并不能意识到自己已经被情绪控制了，有的人压抑、克制情绪，出现了躯体症状（如头痛、胃肠道不适等），有的人甚至因糟糕的心情做出不理智的行为。这时就需要我们学会觉察自己的体验和情绪，明确地告诉自己"我现在很不舒服""我很害怕""我有些烦躁"，当情绪被觉察后，它的破坏力就瞬间降低了。发现坏情绪后要正视它、接纳它，并允许它的存在。觉察坏情绪时，我们对好情绪和爱的敏感度也会提升，发自内心地关爱自己，进而爱周围的人，这会帮助我们放下焦虑，更多地沉浸在美好的情绪中。

3. 分享自己的体验

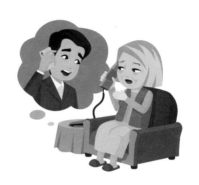

　　充分的倾诉和倾听，不仅可以疏解情绪、缓解焦虑，还可以增进对彼此的了解。很多年轻人平时工作繁忙，疏于与父母交流，通过此次疫情向家人、朋友倾诉自己的不良情绪、遇到的困难，反而能够增进与父母的关系。同时，交流和分享体验有利于获得理解，降低"病耻感"，并有机会获得更多的心理支持。

4. 规律作息，适量运动

　　良好的睡眠、科学的饮食和适量的运动，不仅有利于铸就健康的体魄，也有助于心理健康，是抵抗病毒感染的基础。而睡眠出问题后会带来更多的焦虑、抑郁情绪，使紧张、恐惧的心理雪上加霜。适度的体育锻炼有利于睡眠，如不能进行户外运动则可以在家做瑜伽、太极、静力练习等。

5. 寻求专业帮助

当自我调节无效时，应尽快寻求专业帮助。除了传统的到医院就诊外，现在很多医院和医生都开通了网上咨询，居家就可得到专业的帮助。

在这样一个疫情防控的特殊时期，无论是社会层面还是每一个体，保持理性客观都是非常重要的，对于大多数人来说，建立起自己的健康免疫力十分重要。疫情时期，我们既要抗击病毒，也要战胜恐慌情绪，科学理性防控疫情。希望本书能够帮助医护人员、感染患者及其家属、隔离的疑似患者、社区群众及特殊群体（老年人、儿童、孕产妇）等，了解面对疫情时可能出现的情绪反应，正确评估自己的心理健康状态，学会适当的心理调节方法及调适技术，减少对疫情的恐慌，以平稳的心态积极应对，顺利渡过疫情。

（张颖健 祝喜梅 孟适秋 陆 林）

第二章　疫情之下常见的情绪反应

日益严峻的疫情不可避免会造成人们的心理应激，产生一定的应激反应，包括个体心理和生理方面的反应变化。个体对应激的心理反应存在积极和消极两个方面。积极的心理反应指

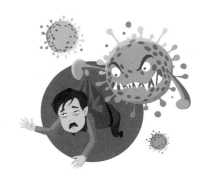

大脑皮质觉醒水平提高，情绪紧张而亢奋、意识清醒、注意力集中、思维清晰、反应敏捷、行动果断，能够准确地评定应激源的性质，做出符合理智的判断和决定。消极的心理反应表现为过度焦虑、紧张，意识不清，认识水平降低，情绪波动较大，思维混乱，在一定程度上失去了判断和决策能力。在重大

疫情下，处于应激状态的人们，往往会出现各种各样的情绪反应，常见的情绪反应包括恐慌、担心、焦虑、多疑、愤怒、激惹、冲动等。

1. 焦虑、多疑

焦虑是最常出现的情绪性应激反应，是人们预期将要发生危险或不良后果时所表现出的紧张、恐惧、担心等情绪状态。随着疫情形势的日益严峻以及政府的大力宣传，大部分人可能都已经认识到新型冠状病毒肺炎的严重性，但是由于初期无法分辨谁是感染者或携带者，许多人可能会担心难以保障自己和家人的健康。此外，由于疫情的突发性，人们对于疫情新情况的掌握可能难以满足自身需求，也可能导致出现焦虑等情绪。而此时正值我国传统春节时期，许多人都无法确定自己是否曾与一些感染者有过接触，担心无意间的接触导致被感染，自身安全感急剧下降，出现了普遍的焦虑、多疑情绪，表现为坐立不安、反复多想，特别关注身体的各种变化，将自身各种不舒服与新型冠状病毒肺炎联系起来，怀疑自己是否生病，甚至怀疑政府公布疫情数据的准确性。当听说周围有人感染时，可能还会反复回忆自己是否有过接触，焦虑不安，甚至偶有咳嗽、鼻塞，就开始怀疑自己患上了新型冠状病毒肺炎，焦虑感更甚。还有部分人可能过分关注疫情进展及周边人群的感染情况，反复查看相关内容，过分防护，也加重了紧张、焦虑的情绪。

2. 惶恐、不安

惶恐是一种遇到灾难时内心感到害怕不安的情绪反应。由于对疾病本身具有恐慌情绪以及科学防护信息的缺乏，部分人还可能会出现"疑病，不敢按电梯和触摸门把手""反复洗手、消毒""不出门，更不敢去医院""感觉谁都像携带者"等行为及想法。这些想法和行为可能会使焦虑情绪发展为恐慌情绪，导致产生一系列盲目从众和造谣行为，甚至对一些谣言深信不疑并积极传播，比如哄抬物价，宣传迷信，抢购囤积消毒液、口罩、食品、药品等。

3. 愤怒、暴躁

愤怒、暴躁是与挫折和威胁有关的情绪状态，由于目标受到阻碍，自尊心受到打击，为排除阻碍或恢复自尊而引发，多伴有攻击性行为。随着疫情隔离措施的不断加强，人们获得信息的手段多样化，每日可能面对各种社交媒体上充满负面信息和不良情绪的文字，例如，不良商家哄抬口罩及消毒液价格，个别携带者隐瞒病情导致病毒扩散，网络"喷子"辱骂喜欢吃"野味"的人、歧视武汉人，甚至控诉管理者的防控不利，并且这些文字下面的评论里也不乏赞同者、批评讽刺者、散播者。在这种面对疫情风险和人人自危的压力情境下，在看到这一条条无法分辨真伪的信息时，一种莫名的愤怒情绪就在心底滋生。这种愤怒暴躁的情绪，反而可能被一些不怀好意者利用，进而成为网络暴力及各种谣言的实施及散布者。有些人在压力下变得极度敏感，有时可能因为过分敏感，因一点小事就急躁、发脾气，甚至出现冲动行为等。

4. 抑郁、悲伤

抑郁表现为情绪低落、消极悲观、孤独、无助、无望等情绪状态，伴有失眠、食欲减退、性欲下降等身体不适感，严重时甚至有悲观厌世的想法。由于新型冠状病毒肺炎的确诊需要实验室检查及临床

观察，有些处在隔离状态的
人可能整日忧心忡忡，既希
望能尽快被排除感染而回归
正常生活，又担心自己被确
诊为感染者连累亲人，害怕
面对现实，出现情绪低落，
甚至悲伤、绝望，似乎对一
切都失去了兴趣，难以感到

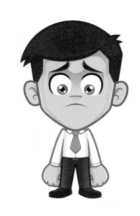

愉悦。每天都十分疲劳、精神不振，也很难集中注
意力去思考，还可能出现睡眠问题。此外，突然从
正常生活进入医院或隔离状态，对这种变化一时难
以接受，表现出表情淡漠、目光呆滞、食欲差、体
重下降、失去平日兴趣、易怒等，一些女性还可能
出现内分泌紊乱，甚至在想到现在的疫情和生活，
看着每天不断增加的确诊及死亡人数时忍不住心痛、
哭泣。当疫情影响到自己的工作和家庭时，还会感
到绝望无助。在当前紧张的疫情防控形势下，不断
出现的悲观消息，以及身边其他人传递的沮丧情绪，
都可能成为压倒我们的最后一根稻草。低落抑郁的
情绪如果持续时间过长，可能导致生活规律的紊乱，
比如食欲减退或猛增，体重出现明显的波动，以及
连续几天失眠或睡眠过多等，长期低落的心情还可

能造成机体免疫力的下降等，从而增加病毒感染及病情恶化的概率。部分密切接触者会认为这种疾病无药可治，或者担心传染给子女，没尽到保护责任，或者害怕隔离解除后不被大众接受等，或周围的亲人因为感染去世而感到悲伤难过，进而出现消极自杀的念头或行为。

5. 恐惧、害怕

恐惧是一种遇到灾难时惊慌害怕的情绪反应，没有信心和能力战胜危险，欲回避或逃跑。由于对疾病本身具有恐慌情绪，加上网上各种难辨真假的谣言，许多人很容易出现恐惧害怕的情绪。特别是一些感染患者和疑似患者，病痛的折磨本已使他们心力交瘁，周围的亲人及医护人员佩戴的厚厚防护用具，使这些疑似患者对亲人或医护人员本应有的亲切感和信赖感被陌生感及恐惧感代替。频繁的调查、消毒及医学检查都会进一步加重患者的恐惧心理，使得他们对于自身病情更加担忧。有的人出现疑似症状时甚至害怕就医，怕在就医过程中被病毒感染，因此宁愿心存侥幸，先相信自己只是普通的感冒发热。症状不见好转又害怕拖延耽误治疗，又担心就医后给自己带来的负面影响，惶惶不可终日。一线的医务工作者，由于工作本身充满了感染的风险，再加上疫情防治工作的繁重，又要面对患者的负性情绪甚至攻击行为，也容易产生担心和恐惧情绪。

6. 盲目乐观

面对日益严峻的疫情形势，党和政府都在不遗余力地保障人民群众的生命健康及生活不受影响。作为个人，面对疫情时适度的乐观是必要的。但是，部分群众抱有"疫情很遥远，不会有危险""我抵抗力强，不可能感染"的错误想法，产生盲目的乐观情绪，更有甚者认为事不关己、不听朋友及家人的劝说、不做防护。事实上，即使采取了一定的预防措施，也不可能保证一定不被感染，更不要说不做防护。这部分人不切实际地盲目乐观，不仅是对自己生命健康的忽视，更是对周边朋友及家人健康的不负责任。此外，当后续疫情蔓延的势头得到有效控制时，部分人可能过于乐观，认为疫情已经过去，进而放松预防措施，开始旅行、聚餐等，这些还有可能导致疫情的反扑。

7. 孤独、寂寞

孤独、寂寞是一种缺少陪伴、感到孤单或内心没有着落的情绪反应。为防止感染和交叉感染导致疫情扩散，目前许多地区都已经实行了隔离和限制出行的措施，长时间的隔离导致与外界沟通和交流的缺乏，会使得人们感到孤独寂寞。还有部分特殊人群，由于疫情可能导致自己孤身一人在异乡隔离，春节也无法与亲人或朋友团聚，使得孤独、寂寞感更加强烈。

8. 自卑、自责

在心理学上，自卑表现为对自己的能力和品质评价过低，自责是一种因个人缺点或错误而感到内疚谴责的情绪反应。由于新型冠状病毒存活期较长，一些患者潜伏期不易被察觉，一旦被确诊则担心之前与自己有过接触的亲人朋友有被传染的风险，而感到十分内疚，有极大的自责感，感觉自己是"罪魁祸首"，连累了家人和朋友。有些人可能存在对疾病的耻辱感和自罪感，认为患病是非常可耻、丢人的事情，别人会指责、笑话自己，使得他们不敢也不愿意主动、公开就医。有些人可能将感染新型冠状病毒归因于自己的某些错误，是遭了报应，甚至是犯了罪。

9. 挫败、无助

挫败、无助是受到挫折或失败以后的一种失落及缺乏支持感。特别是一线的医护工作者，由于疫情发展迅猛，各类疑似症状患者太多，医院病床不能满足需求，许多患者无法得到立即的救助，只能安排居家隔离观察。一线的医护人员每天都承担着高负荷的工作，还要面临着被感染的风险，当在遇到症状比较严重而无法住院的患者时，或者患者因医院检查、确诊不及时产生不满而发泄时，医护人员容易产生职业挫败和无助的情绪。此外，由于有的病毒感染患者身体基础条件差或年老多病，目前针对病毒感染又缺乏特效药，当治疗无效，患者病情迅速发展甚至死亡时，或由于隔离操作不当而感染病毒，甚至传染给身边的同事或家人时，还会产生严重的自责、无助心理。

10. 冲动、激惹

冲动、激惹是一种感情特别强烈、理性控制很薄弱的心理现象。由于目前疫情形势依然严峻，各类疑似患者激增，由于病痛的折磨及内心的恐慌，少数人可能产生激惹、冲动等不理智的行为。此外，目前疫情正处在暴发期，情况变化无常。许多人压抑的情绪不能释放，就可能在某些情况下突然爆发，宣泄情绪，导致一些冲动的、不理智的情绪及行为。

新型冠状病毒肺炎作为一种传染性疾病来势汹汹，对我们每个人来说，都是一种强烈的应激情境。人们对于突如其来的应激会产生焦虑、恐惧、愤怒、无助等情绪反应，甚至有的人会出现心慌、头晕、胸闷、出汗、颤抖等生理反应，这些都是人们面对重大危机事件时的正常心理反应，不必感到惊慌。正确地监测和识别并排解这些负性情绪是关键。如果监测到自己的情绪状况持续恶化，如伴有严重的失眠、焦虑、抑郁等，并且无法通过自我调节得到改善和缓解，可以尽快向专业的精神科医生或心理治疗师寻求帮助。

（王　忠　孙艳坤　钱　英　陆　林）

第三章　疫情相关的心因性精神障碍

个体在遇到一般应激性事件时会产生情绪反应，这是一种正常的自我防御，不会对个体造成伤害或严重影响个体的社会功能，一旦应激性事件消失，个体的情绪反应可自行缓解。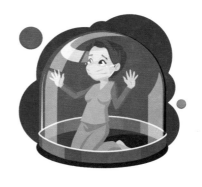但如若这种应激性事件超出个体忍受能力或危及生命时，如重大生活事件或严重灾难（重大交通事故、亲人突然离世、地震、传染病暴发等），个体易出现精神异常的表现。除应激事件的严重程度外，是否出现精神异常还与个体的承受和应对能力等因素有关，即个体认为自己无法或很难应付应激事件，此时躯体会悄无声息地自动启动应激反应，甚至出现心因性精神障碍。

在新型冠状病毒肺炎疫情蔓延的局势严峻的特殊时期，对于确诊患者、疑似患者、前线医护人员及其家属来说，他们正在被突如其来的新型冠状病毒的阴霾笼罩，面临着极大的心理挑战，从而导致他们出现心因性精神障碍（如急性应激障碍、创伤后应激障碍、适应障碍）的可能明显增高。本章将围绕疫情下可能出现的急性应激障碍和适应障碍以及疫情后可能出现的创伤后应激障碍进行详细的介绍，以促进对其正确的认识和了解，从而尽早地在专业人员的指导下进行科学干预。

1. 急性应激障碍

新型冠状病毒来势凶猛，猝不及防。"被确诊为新型冠状病毒肺炎并进行隔离治疗"，对患者和家属来说是一个巨大的应激性事件；"前线工作人员被病毒感染"，对并肩作战的战友来说是一个巨大的应激性事件；"前线工作人员遭受患者及家属的肢体和言语暴力"，对亲历者和目击者来说也是一个巨大的应激性事件……诸如此类事件的遭遇者都有可能因此患上急性应激障碍。

急性应激障碍是指个体遭受突然发生且异乎寻常的严重生活事件（如传染病暴发）时所出现的一过性精神障碍，常在遭遇刺激后数分钟至数小时内起病，历时短暂，病程可持续几天到1个月，经及时治疗，预后良好，精神症状可完全消失。其主要临床表现概括如下。

（1）认知改变

经历过重大应激性事件，个体可出现意识范围局限、注意狭窄，表现为对周围环境的觉察能力降低，或外界环境变化与个体的真实感受不符，处于"恍惚"状态；也可出现解离性的遗忘，即部分遗忘或选择性遗忘重大应激性事件的某个重要部分。此外，在新型冠状病毒肆虐之际，少数患者还会对疾病产生病耻感，因自己感染新型冠状病毒而感到尴尬、难堪，他人可能会由此向自己投来异样的眼光。

（2）情绪表现

个体遭受重大应激性事件后，可出现焦虑、抑郁、愤怒、绝望等情绪反应。焦虑是对威胁性体验的反应，而抑郁是对丧失的反应。举例来说，当一名患者被确诊为新型冠状病毒肺炎并进行隔离治疗时，面临着可能危及生命的新型冠状病毒的威胁，往往会产生焦虑情绪；离开亲人朋友的支持，打破原有的生活规律而独自面对空洞的隔离病房，往往会产生抑郁情绪。此外，每个人遇到应激性事件后的情绪反应差异很大，有些患者也可能会出现愤怒、绝望等情绪表现。

（3）行为变化

经历重大应激性事件后，个体易出现社会交往活动减少、回避与重大应激性事件有关的场景和事物等行为，如新型冠状病毒肺炎确诊患者隔离治疗期间拒绝与亲朋好友通话等行为。此外，有些个体可能会出现睡眠紊乱，如入睡困难、眠浅易醒、噩梦。少数个体还可能出现激越性活动过多，如逃跑、神游等。

（4）躯体症状

躯体症状主要表现为与自主神经过度唤起有关的躯体症状，如心悸、出汗、手抖、坐立不安等。

如若新型冠状病毒肺炎确诊患者伴有急性应激障碍，将显著增加临床治疗的难度；若前线工作人员出现急性应激障碍，将显著降低他们的工作效率并增加工作失误的概率。因此，尽早发现急性应激障碍，并根据第五章介绍的心理调适技术进行及时调整，具有重要的临床意义，必要时应积极寻求精神卫生工作者的帮助。

2. 适应性障碍

受疫情蔓延严峻形势的影响，很多人的生活节奏和方式发生了巨大的转变，大家足不出户，变成了"宅男""宅女"。有些孩子史无前例地与父母长时间相处，有些学生需要远离老师和同学独自在家学习，有些工作人员第一次在家进行远程办公。随着假期的结束，以上类似的变化接踵而至，这要求我们跳出生活的舒适圈，去适应疫情下的环境改变。如个体在这种环境变化中适应不良，则易发生适应性障碍。

适应性障碍是指个体在明显的生活改变或环境变化时所产生的短期和轻度的烦恼状态和情绪失调。与急性应激障碍相比，适应性障碍的起病较缓，一般在应激性事件发生后 **1** ~ **3** 个月内发病，病程较长，但应激源的强度较弱。其主要临床表现为焦虑、抑郁、担忧、注意力难以集中和情绪不稳等，部分患者可出现心动过速、出汗、手抖等自主神经系统紊乱的

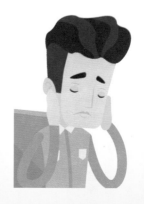

表现，少数患者可能出现烟、酒依赖，甚至是自伤或自杀意图。

因此，在居家隔离的生活中，首先，建议规律作息，避免昼夜颠倒；均衡饮食，避免暴饮暴食；适度锻炼，缓解紧张情绪。其次，要与家人进行有效沟通，避免发生不必要的口角。再次，劳逸结合，学习和娱乐均衡，避免疫情过后又需要去适应原来的环境。如若某易感个体在居家隔离的过程中出现适应性不良，可先通过第五章介绍的心理调适技术进行自我调整，必要时应积极寻求专业人员的帮助。

3. 创伤后应激障碍

随着疫情进展，奋斗在防疫一线的工作人员和正饱受病毒折磨的患者目前都处在高度应激状态。有些人则在这场防疫战中被病毒折磨或失去了至亲，有些前线工作人员亲眼目睹战友在疫情防控工作中倒下，这都将对他们的心理产生巨大的创伤。少数亲历者因自身承受和应付能力不足，在此过程中可能会出现创伤后应激障碍。

创伤后应激障碍是指个体遭遇严重应激事件后出现的延迟性反应，常在遭遇应激性事件后不久开始或在经过一段时间（一般不超过 **6** 个月）后出现，病程持续时间要显著长于急性应激障碍，有些患者可持续多年，预后较急性应激障碍差。创伤后应激障碍的核心临床表现有三组，即创伤性再体验、警觉性增高和回避。

（1）创伤性再体验

主要表现为个体经历重大应激性事件后，不自主、反复地回忆与应激性事件有关的情境或者内容，有些患者甚至有再次身临应激性事件发生现场的感觉和体验。有些患者则反复在梦境中梦到与重大应激性事件相关的场景，并由此产生强烈的恐惧和害怕的情绪。新型冠状病毒肺炎暴发之际，确诊患者因新型冠状病毒有危及生命的可能，内心十分恐惧，再加上肺炎伴有的呼吸困难进一步加剧了他们的焦虑、恐惧，甚至游移在崩溃边缘，伴有濒死感。这种感受使他们在治疗过程中饱受煎熬，待疾病治愈后，部分患者可能还会间断地体验到类似的恐惧感，或经常在梦境中体验到自己在隔离室中治疗的场景。

（2）警觉性增高

个体经历重大应激性事件后出现持续的焦虑、情绪不稳和注意力难以集中等警觉性增高的表现，部分患者可能会出现睡眠障碍，如入睡困难、睡眠浅、夜间噩梦增多等。

（3）回避

主要表现为个体经历重大应激性事件后回避与事件相关的刺激和线索。部分患者可能会出现"情感麻木"的现象，他们不愿意与人交往，不愿意参加有意义的活动。举例来说，有些家属在这场疫情的阻击战中失去至亲后，他们极力不去想与失去亲人有关的事，避免有关的交谈，甚至产生泛化而拒绝去医院，希望把这件事情从记忆中抹掉。

前线工作人员和确诊患者及其家属在这场疫情阻击战中都面临着难以想象的内心挑战，需要关注病毒感染高危人群的心理健康，消除他们的紧张情绪，放松身心，必要时让精神心理工作者进行心理危机干预，以期降低创伤后应激障碍的发生风险。如在疫情之后出现以上创伤后应激障碍的临床表现，应尽早地积极寻求专业治疗。

（阚建宇　师　乐　陆　林）

第四章　心理状况评估方法

心理评估是指在生物、心理、社会医学模式的共同指导下对个体或团体的心理现象进行全面、系统和深入的分析。在疫情形势严峻，人们正常的工作、学习和生活节奏都被打乱的现状下，心理评估的主要目的是及时了解个体的心理状况，判断其是否有现存或潜在的心理健康问题（如对因疫情而突然改变的生活节奏无法适应，继而引发焦虑、抑郁等情绪），从而便于早期预防和干预。常用的心理评估方法包括观察法、交谈法、心理测量法和医学检测法。医学检测法需要在医院或实验室进行，通过生理指标对较为主观的评估方法提供客观依据，在疫情肆虐的这一阶段并不适用，因此在此我们不做详细介绍。观察法、交谈法和心理测量法均为个体在家中便能轻松进行的评估方法，因而本章我们会对此进行较为详尽的介绍。

1. 情绪评估

　　情绪的几种基本形式包括快乐、悲哀、愤怒、恐惧等，这也是我们在日常生活中经常体验到的情绪反应。但在疫情形势严峻的这一特殊时期，更多人可能会产生异常的情绪体验或情绪状态，包括焦虑、恐惧、抑郁以及睡眠问题等，这些都是在前面章节详细提到并介绍过的。下面我们将详细介绍如何综合运用观察法、交谈法和心理测量法来评估自己是否有异常情绪状态。

　　（1）观察法

　　观察法是通过直接观察个体的行为表现以及心理活动的外部表现来评估个体的心理状态，一般来讲分为自然观察法和控制观察法两种。自然观察法就是在自然情景中（即在个体的日常生活习惯中）进行观察；而控制观察法，又称实验观察法，是让个体到预先控制的情境与条件之下，对个体进行适当的刺激，观察个体对特定刺激的反应。与自然观察法相比，控制观察法更具科学性和可比性，但是操作复杂，需要专业人员，且很难在家中实现。所以，本章介绍的观察法特指自然观察法。

自然观察又可分为自察和他察。如果我们是自己一个人居家隔离，便只能通过自我观察来初步判断自己是否已经出现或有潜在的情绪问题。如若发现自己在家时莫名出现心率增快、呼吸加深加快、出汗、面色苍白、口干等生理表现伴随注意力不集中、坐立不安、来回走动甚至发抖等症状时，一定要引起高度重视，因为这是焦虑的常见表现。如果发现自己整日情绪低落，对任何事情都提不起兴趣，食欲下降，无法集中注意力做任何事情，不愿与人交谈，总是想流泪甚至觉得没有希望想要自杀时，一定要及时寻求帮助，因为这些是抑郁的常见表现。抑郁、焦虑常常伴随睡眠障碍，如入睡困难、早醒等。当然，很多人因作息不规律、经常熬夜而导致睡眠结构紊乱，这不能算是心理健康问题。但是，如果一位作息较规律的人，突然出现睡眠问题，那就值得警惕，需要筛查一下自己是否真的出现了睡眠障碍。而且，睡眠问题也是经常伴随焦虑、抑郁等情绪出现的。

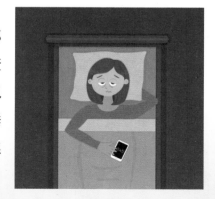

很多人是与家人同住，那么上述所说的表现亦可通过他人观察来发现。一旦发现自己的家人出现了异常，比如相比往常更易怒、时常乱发脾气、走来走去无法安心做一件事、相较于平时饭量显著增加或减少、目光呆滞、常常自己待在房间发呆、一言不发等，请一定引起重视，可通过后文提到的心理测评量表进行初筛，亦可直接电话咨询专业的心理卫生人员。

（2）交谈法

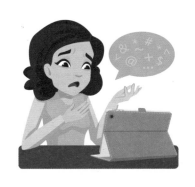

交谈法是非常基本且常用的一种心理评估方法，一般是通过与专业人员面对面的谈话方式来进行。当然在这一特殊时期与专业心理咨询人员进行面对面谈话很难实现，所以也可以通过电话访谈、连线专业心理咨询人员的方式进行，与家人同住的隔离者也可以与家人多沟通、多交谈。当感到自己与以往状态完全不同时，可以拨打心理健康服务热线，向专业人员咨询自己的情况，并根据是否已出现心理问题和严重程度寻求后续帮助。当然，您也可以同自己的家人或打电话给朋友倾诉，通过聊天可能使负面情绪得到宣泄，继而回归正常的情绪状态，通过聊天也有助于您的亲友判断您所出现的情绪反应是否异常，以确定是否需要寻求专业帮助。

（3）心理测量法

心理测量法是对个体的心理现象或行为进行量化测定，是心理评估常用的标准化手段之一，其结果较客观、科学。居家隔离者可选择合适的自评量表进行自我评估。以下介绍几个实用的自评量表。

世界卫生组织心理健康自评问卷（SRQ-20）

心理健康自评问卷（简称 **SRQ-20**）是世界卫生组织（**WHO**）发布的简易快速筛查工具，被翻译为十多种语言在全球相应地区使用，该问卷被《灾难心理危机干预培训手册》收录，作为评估受灾群众心理健康状况的专业工具。问卷共 **20** 题，"是"计 **1** 分，"否"计 **0** 分，总分超过 **7** 分表明存在情感痛苦，建议寻求专业帮助。

指导语：以下问题与某些痛苦和问题有关，在过去 **30** 天内可能困扰您。如果您觉得问题适合您的情况，并在过去 **30** 天内存在，请回答"是"。另一方面，如果问题不适合您的情况或在过去 **30** 天内不存在，请回答"否"。在回答问卷时请不要与任何人讨论，如您不能确定该如何回答问题，请尽量给出您认为的最恰当回答。

1.	您是否经常头痛?	是	否
2.	您是否食欲差?	是	否
3.	您是否睡眠差?	是	否
4.	您是否易受惊吓?	是	否
5.	您是否手抖?	是	否
6.	您是否感觉不安、紧张或担忧?	是	否
7.	您是否消化不良?	是	否
8.	您是否思维不清晰?	是	否
9.	您是否感觉不快乐?	是	否
10.	您是否比原来哭得多?	是	否
11.	您是否发现很难从日常活动中得到乐趣?	是	否
12.	您是否发现自己很难做决定?	是	否
13.	日常工作学习是否令您感到痛苦?	是	否
14.	您在生活中是否不能起到应起的作用?	是	否
15.	您是否丧失了对事物的兴趣?	是	否
16.	您是否感到自己是个无价值的人?	是	否
17.	您头脑中是否出现过结束自己生命的想法?	是	否
18.	您是否什么时候都感到累?	是	否
19.	您是否感到胃部不适?	是	否
20.	您是否容易疲劳?	是	否

焦虑自评量表（SAS）

该量表目前广泛应用于个体焦虑情绪的评定和粗筛，共 **20** 个项目，分为 **4** 级评分。**SAS** 总粗分（**20** 项合计）正常上限为 **41** 分，分值越低则状态越好。总粗分 ×**1.25** = 标准分，其 ≥ **50** 分表示有焦虑症状。

注意：焦虑症状 ≠ 焦虑症！

指导语：下面有 **20** 条文字，请仔细阅读每一条，把意思弄明白。然后根据您最近一个星期的实际感觉，在适当的方格里画√。每一条文字后有 **4** 个方格，分别表示：没有或很少时间，小部分时间，相当多时间，绝大部分或全部时间。

	没有或几乎没有	少有	常有	几乎一直有
1. 觉得比平常容易紧张和着急	1	2	3	4
2. 无缘无故地感到害怕	1	2	3	4
3. 容易心里烦乱或觉得惊恐	1	2	3	4
4. 觉得可能要发疯	1	2	3	4
5. 觉得一切都很好，也不会发生什么不幸	4	3	2	1

续表

	没有或几乎没有	少有	常有	几乎一直有
6. 手脚发抖	1	2	3	4
7. 因为头痛、头颈痛和背痛而苦恼	1	2	3	4
8. 感觉容易衰弱和疲乏	1	2	3	4
9. 觉得心平气和，并且容易安静地坐着	4	3	2	1
10. 觉得心跳得很快	1	2	3	4
11. 因为一阵阵头晕而苦恼	1	2	3	4
12. 有晕倒发作，或觉得要晕倒似的	1	2	3	4
13. 吸气呼气都感到很容易	4	3	2	1
14. 手脚麻木和刺痛	1	2	3	4
15. 因为胃痛和消化不良而苦恼	1	2	3	4
16. 常常要小便	1	2	3	4
17. 手常常是干燥温暖的	4	3	2	1
18. 脸红发热	1	2	3	4
19. 容易入睡并且睡得很好	4	3	2	1
20. 做噩梦	1	2	3	4

抑郁自评量表（SDS）

　　该量表目前广泛应用于个体抑郁情绪的评定和粗筛，共 **20** 个项目，分为 **4** 级评分。**SDS** 总粗分（**20** 项合计）正常上限为 **41** 分，分值越低则状态越好。总粗分 ×**1.25** = 标准分，其 ≥ **50** 分表示有抑郁症状。

　　注意：抑郁症状 ≠ 抑郁症！

　　指导语：下面有 **20** 条文字，请仔细阅读每一条，把意思弄明白。然后根据您最近一个星期的实际感觉，在适当的方格里画√。每一条文字后有 **4** 个方格，分别表示：没有或很少时间，小部分时间，相当多时间，绝大部分或全部时间。

	没有或很少时间	小部分时间	相当多时间	绝大部分或全部时间
1. 我觉得闷闷不乐，情绪低沉	1	2	3	4
2. 我觉得一天之中早晨最好	4	3	2	1
3. 我一阵阵哭出来或是想哭	1	2	3	4
4. 我晚上睡眠不好	1	2	3	4
5. 我吃得和平常一样多	4	3	2	1

续表

	没有或很少时间	小部分时间	相当多时间	绝大部分或全部时间
6. 我与异性接触时和以往一样感到愉快	4	3	2	1
7. 我发觉我的体重在下降	1	2	3	4
8. 我有便秘的苦恼	1	2	3	4
9. 我心跳比平常快	1	2	3	4
10. 我无缘无故地感到疲乏	1	2	3	4
11. 我的头脑和平时一样清楚	4	3	2	1
12. 我觉得经常做的事情并没有困难	4	3	2	1
13. 我觉得不安而平静不下来	1	2	3	4
14. 我对将来抱有希望	4	3	2	1
15. 我比平常容易生气激动	1	2	3	4
16. 我觉得做出决定是容易的	4	3	2	1
17. 我觉得自己是个有用的人，有人需要我	4	3	2	1
18. 我的生活过得很有意思	4	3	2	1
19. 我认为如果我死了别人会生活得更好些	1	2	3	4
20. 平常感兴趣的事我仍然照样感兴趣	4	3	2	1

睡眠状况自评量表（SRSS）

此量表适用于筛选不同人群中有睡眠问题者。SRSS 共有 10 个项目，每个项目分 5 级评分（1 ~ 5），评分愈高，说明睡眠问题愈严重。此量表最低分为 10 分（基本无睡眠问题），最高分为 50 分（最严重）。

指导语： 此量表有 10 个题目，请仔细阅读每一条，把意思弄明白，然后根据您近 1 个月内实际情况，在最适合您状况的答案序号上打√。

1. 您觉得平时睡眠足够吗？
①睡眠过多了 ②睡眠正好 ③睡眠欠一些 ④睡眠不够 ⑤睡眠时间远远不够

2. 您在睡眠后是否已觉得充分休息过了？
①觉得充分休息过了 ②觉得休息过了 ③觉得休息了一点 ④不觉得休息过了 ⑤觉得一点儿也没休息

3. 您晚上已睡过觉，白天是否打瞌睡？
①0 ~ 5 天 ②很少（6 ~ 12 天） ③有时（13 ~ 18 天） ④经常（19 ~ 24 天） ⑤总是（25 ~ 31 天）

4. 您平均每个晚上大约能睡几小时？
①≥ 9 小时 ②7 ~ 8 小时 ③5 ~ 6 小时 ④3 ~ 4 小时 ⑤1 ~ 2 小时

续表

5. 您是否有入睡困难？

①0 ~ 5天　②很少（6 ~ 12天）③有时（13 ~ 18天）④经常
（19 ~ 24天）⑤总是（25 ~ 31天）

6. 您入睡后中间是否易醒？

①0 ~ 5天　②很少（6 ~ 12天）③有时（13 ~ 18天）④经常
（19 ~ 24天）⑤总是（25 ~ 31天）

7. 您在醒后是否难于再入睡？

①0 ~ 5天　②很少（6 ~ 12天）③有时（13 ~ 18天）④经常
（19 ~ 24天）⑤总是（25 ~ 31天）

8. 您是否多梦或常被噩梦惊醒？

①0 ~ 5天　②很少（6 ~ 12天）③有时（13 ~ 18天）④经常
（19 ~ 24天）⑤总是（25 ~ 31天）

9. 为了睡眠，您是否吃安眠药？

①0 ~ 5天　②很少（6 ~ 12天）③有时（13 ~ 18天）④经常
（19 ~ 24天）⑤总是（25 ~ 31天）

10. 您失眠后心情（心境）如何？

①无不适　②无所谓　③有时心烦、急躁　④心慌、气短　⑤乏
力、没精神、做事效率低

2. 压力与压力应对评估

　　前一章中详细介绍了急性应激障碍和创伤后应激
障碍，那么在疫情形势严峻的这一社会性的、我们
无法掌控的压力源下，我们所做的压力反应是正常

还是过激，也是值得评估的一个重要方面。当然所用的方法也是上述提到的观察法、交谈法和心理测量法。如果通过观察或者交谈发现自己或自己的亲朋好友出现了以下表现，则说明您或您的亲朋好友出现了过度的对新型冠状病毒肺炎这一压力源的压力反应，亦称应激反应。

（1）连续3天或更长时间的睡眠困扰，如入睡困难、梦魇等。明显的身体不适感，主要表现为身体紧张、不易放松、食欲不振、尿频尿急、心慌、多汗等。

（2）反复回想与肺炎相关的消息、视频，或脑中不断冒出相关的字眼。

（3）草木皆兵，觉得身边的一切都可能是感染源，不断搜索与肺炎相关的消息，相信并实践网上流传的所有可能预防感染的方法而无视其真实性。

（4）不敢看与疾病相关的信息，如惊弓之鸟，过度担心自己或自己的家人被感染，焦虑不安。

（5）反复回忆起过去某个阶段的痛苦经历。

（6）明显的情绪不稳定，紧张、恐惧，或悲伤、抑郁，或容易发脾气。

（7）过度抱怨，出现冲动、攻击性、伤害性的言语、行为。

当这些过度的压力反应出现时，应该及时寻求专业的心理帮助，尽早对自己过度的紧张担心等异常反应进行干预。值得注意的是，很多人在应激事件发生当时并无过度应激或压力反应，但是事后却会出现异常表现。例如，很多一线医务人员或者志愿者们在疫情面前非常英勇，在承受着巨大的心理压力的同时仍尽己所能发挥着巨大作用，为抗击疫情做出了重要贡献。但疫情过后，他们难免心有余悸，很容易出现创伤后应激反应甚至创伤后应激障碍。在接受专业心理服务之前，可以通过下面的量表自测是否有创伤后应激障碍，以更有针对性、更高效地寻求心理援助。

创伤后应激障碍自评量表（PCL-C）

此量表是专为评价普通人在平时生活中遭遇创伤后的体验而设计的，由 **17** 项条目组成，可分为 **4** 个因素，分别为：警觉增高反应、回避反应、创伤经历反复重现反应、社会功能缺失反应。

评分标准： 累计各项的总分（**17 ~ 85** 分），分数越高，代表创伤后应激障碍发生的可能性越大。① **17 ~ 37** 分：无明显创伤后应激障碍症状；
② **38 ~ 49** 分：有一定程度的创伤后应激障碍症状；
③ **50 ~ 85** 分：有较明显的创伤后应激障碍症状，可能被诊断为创伤后应激障碍（结果非诊断性，仅供参考）。

　　指导语：下表中的问题和症状是人们通常对一些紧张生活经历的反应。请仔细阅读每一条，把意思弄明白，然后根据自己在过去 **1** 个月被问题和抱怨打扰的程度打分，分数有 **5** 个等级：**1**，"一点也不"；**2**，"有一点"；**3**，"中度的"；**4**，"相当程度的"；**5** "极度的"。

	一点也不	有一点	中度的	相当程度的	极度的
1. 过去的一段压力性事件的经历引起的反复发生令人不安的记忆、想法或形象？	1	2	3	4	5
2. 过去的一段压力性事件的经历引起的反复发生令人不安的梦境？	1	2	3	4	5

	一点也不	有一点	中度的	相当程度的	极度的
3. 过去的一段压力性事件的经历仿佛突然间又发生了、又感觉到了（好像您再次体验）？	1	2	3	4	5
4. 当有些事情让您想起过去的一段压力性事件的经历时，你会非常局促不安？	1	2	3	4	5
5. 当有些事情让您想起过去的一段压力性事件的经历时，有身体反应（比如心悸、呼吸困难、出汗）？	1	2	3	4	5
6. 避免想起或谈论过去的那段压力性事件经历或避免产生与之相关的感觉？	1	2	3	4	5
7. 避免那些能使您想起那段压力性事件经历的活动和局面？	1	2	3	4	5
8. 记不起压力性经历的重要内容？	1	2	3	4	5
9. 对您过去喜欢的活动失去兴趣？	1	2	3	4	5

续表

	一点也不	有一点	中度的	相当程度的	极度的
10. 感觉与其他人疏远或脱离？	1	2	3	4	5
11. 感觉到感情麻木或不能对与您亲近的人有爱的感觉？	1	2	3	4	5
12. 感觉好像您的将来由于某种原因将被突然中断？	1	2	3	4	5
13. 入睡困难或易醒？	1	2	3	4	5
14. 易怒或怒气暴发？	1	2	3	4	5
15. 注意力很难集中？	1	2	3	4	5
16. 处于过度机警或警戒状态？	1	2	3	4	5
17. 感觉神经质或易受惊？	1	2	3	4	5

（宫艺邀 袁 凯 陆 林）

第五章　心理调适技术

面对疫情带来的环境、自我健康、工作生活等的不确定，在一定的压力及负性情绪的影响下，个体容易产生心理状态的不稳定，并出现一些应激反应，此时在一定的指导下尝试一些认知调整、放松练习、心理稳定化等心理调适技术，可以帮助个体稳定情绪，并恢复正常的心理状态。

1. 认知调整

负性情绪往往源于一些错误观念及非理性的思维方式。在疫情面前，人们尤其容易陷入思维陷阱，如"自我中心"，认为自己及家人的潜在安全风险都是由于自己的不慎造成的，从而极度内疚；后果"灾难化"，认为一旦沾上病毒便是死路一条；观点绝对，好坏截然分明，并伴随极端化的行为等。正是基于上述思维陷阱，个体便容易产生恐惧、焦虑、绝望等负性情绪。

因此，个体在处理因疫情引发的负性情绪时，首先应唤起理性思考，及时识别情绪背后隐藏的思维陷阱。个体在收集正确信息的基础上，可以通过自我提问的方式进行抽丝剥茧，如"我的想法的依据是什么？和客观事实相符吗？""有无其他的可能性""我的想法的更深层涵义是什么"等，从而进行认知调整，消解负性情绪。

2. 放松练习

在负性情绪的影响下个体可产生一些身体反应，如呼吸急促、肌肉发紧、坐立不安等不适，此时通过相应的放松练习不仅可以缓解身体不适，还可以进一步平复负性情绪，以期获得内心的平静。

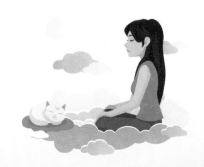

（1）平缓呼吸法

平缓呼吸法步骤简单，可随时随地进行。

从吸气、屏气到呼气均默数 **5** 秒，吸气时通过鼻腔缓慢而充分地将空气吸到身体最深处，呼气时则通过鼻腔或口腔缓慢呼出，在此过程中可将手掌置于腹部感受其起伏变化，待完全呼出气体后可正常呼吸 **2** 次。循环上述步骤，每次可练习 **3 ~ 5** 分钟。

（2）肌肉放松法

肌肉放松法是通过特定的顺序使个体有意识地感受身体主要肌肉群的紧张和放松，从而充分放松自己的身体，缓解生理乃至心理层面的高唤醒水平。在具体操作时，可以采用平躺或端坐的姿势，放松顺序可遵循自上而下，从头到脚，反之亦可。

3."蝴蝶拍"

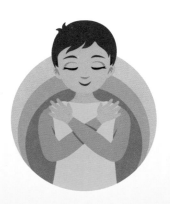

"蝴蝶拍"是一种常用的通过在躯体层面的自我安抚来寻求并促进心理稳定化的方法。简单地说，就是个体给一个"爱自己的拥抱"，就像是幼年受惊时父母可以给予我们的一样，从而重新获得安全和稳定。

个体可以闭上眼睛或者半合着眼，双臂交叉放在胸前，双手交替摆动，轻拍双肩，就像蝴蝶扇动翅膀一样，同时缓慢深呼吸，体知当时的思绪及身体感受，不作任何评判，如同目送天上飘过的云朵，如此重复，直至恢复平静。

4. 安全岛技术

受疫情的影响，面对各种不断涌现的负性情绪，人们希望可以找到一个"世外桃源"休憩片刻，这时个体便可以通过想象，找到"内在的安全岛"。所谓安全岛，是指在个体的内心深处找到一个绝对惬意舒适的场所，它可以位于世界上的任何一个地方，但最好脱离现实世界而只存在于想象空间。这个场所应该受到很好的保护，拥有明确的边界，并且只有自己一个人才能进入。在这个场所里，个体绝对有能力阻止任何未受邀请的外来物闯入，且不存在任何人际关系上的压力，如果感到孤单，可以随身携带一些友好亲密的物件。总而言之，在这个个体想象的安全岛里，没有任何压力存在，有的只是好的、保护性的、充满爱意的东西。在指导语的帮助下，个体需要通过一定时间的练习，才能找到属于自己的安全岛，逐渐地让安全岛在内心清晰、明确起来。

5. 保险箱技术

保险箱技术也是一种通过想象方法来完成的负性情绪处理技术。其原理是通过有意识地对内心积攒的负性情绪进行"打包封存"，从而使自我可以在较短的时间内从这些负性情绪及消极观念中解放出来，"避其锋芒"，实现个体正常心理功能的恢复。在保险箱的练习中，个体可以把与负性情绪相关的一切东西锁进一个保险箱，并且由自己掌管钥匙。是否以及何时打开保险箱的决定权都取决于自己，这样个体就可以在做好充分准备的前提下重新触及那些带来负性情绪的压力，并探讨相关的事件。

6. 遥控器技术

如上所述，安全岛技术是通过转移注意焦点，让自己从负性情绪中暂时摆脱出来，从而进入平静愉悦的情绪；而保险箱技术则是通过帮助个体暂时封存起负性情绪及与其相关的压力事件，从而能够在特殊的环境下积极面对生活。遥控器技术则要更进一层，既能帮助个体直面现实生活中的压力事件及其所引起的负性情绪，又能使个体直接提取自我的积极记忆及正性情绪，以达到将个体从负性情绪切换到正性情绪的目的。在指导语的帮助下，个体通过练习，可以学习提取、标记并保留记忆中的美好画面，在需要时快速提取，从而唤起内在的积极情绪；亦可以通过一定的技巧面对负性情绪及相关的压力事件，从而掌握调节负性情绪的方法。最后个体可以实现心理切换功能，有如遥控器一般，让自己快速从消极状态调整到积极状态。

可关注"北京大学第六医院"微信公众号查询心理热线或者专业网络咨询平台信息。

（刘增义　岳晶丽　钱　英　陆　林）

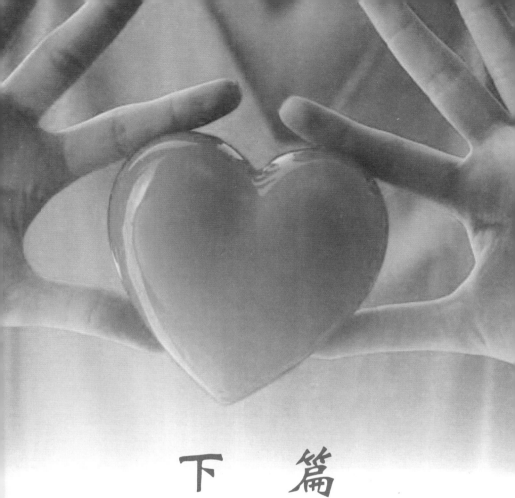

下　篇

不同人群心理反应
及干预方法

第六章　前线医护人员

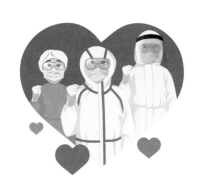

　　此次抗击新型冠状病毒肺炎的"阻疫战"中，前线医护人员作为主要的战士，面临着巨大的压力，其中以发热门诊、呼吸科、急诊科、感染科、重症医学科等科室的医护人员压力尤甚，很多医护人员临近职业耗竭。他们夜以继日地工作，没有休息时间，不仅要竭尽全力救治病患，还要面对医学的局限性。他们一方面要全力以赴勇往直前，又要面对防护物资的紧缺，担心自己也被感染；一方面想要挽救所有人，又要面对医疗资源特别是床位的紧张，眼睁睁看着患者滞留在留观室或家中无法入院；一方面想念家庭的温暖，又怕自己感染到家人，不敢回家，只能在科室或者酒店孤独度日。为有针对性缓解前线医护人员的心理压力，现将本次疫情中医护人员心理特征及干预措施进行详述，以期减轻前线医护人员的心理负担，更好地投入到救治患者的工作中。

1. 心理特征

（1）自责与无奈

医生的天职是治病救人，医生都希望自己的每一个患者得到充分的救治，得到专业的护理和照顾。但是，由于目前感染患者多，有些患者不能及时入院；有些患者因年龄大，基础疾病多，治疗常常陷入困局和危局；有些患者肺部损伤大，肺部功能恢复慢，无法脱离制氧机，无法出院空出床位来收治其他患者；或者医生本人由于隔离操作不当而自己感染病毒，甚至传染给同事等等。上述情况都会使得医护人员产生自责与无奈、无力感，严重者甚至会对职业和自我的价值感产生怀疑和否定。

（2）工作耗竭

目前医护人员人手紧张，每个一线医护人员都是满负荷运转，一个人时常承担几个人的工作量；加上穿上全套防护服后，呼吸受到一定限制，体力下降，医疗操作需要更长时间，甚至为了节约使用隔离衣而不敢吃饭、不敢喝水、不敢上厕所；同时饮食不规律，夜班增多，睡眠得不到保障；另外，在面对着急的患者，需要更多时间和精力进行沟通解释，进而导致身心疲惫，精力耗竭。在此情况下，容易出现一些身心反应，比如晕眩、胸闷、胃痛、心慌、肌肉酸痛、食欲不振等。

（3）担心与恐惧

无论是在门诊还是在病房工作，都存在感染的风险。医护人员每天都在接触潜在的病毒携带者，有的是已经确诊的患者，有的是疑似患者，有的是无症状的感染者，有的是被病毒感染的同事，在这样的环境下工作，往往会担心自己被感染，担心自己感染后又传染给家人。另外，门诊患者较多，个别患者在紧张焦虑的情况下出现愤怒的言语甚至攻击行为，也容易让医护人员产生担心和恐惧情绪。头脑里会反复出现各种担忧、回避的念头，伴随心慌、出汗、发抖等躯体症状，以及畏惧的行为。

（4）紧张与焦虑

由于呼吸科、感染科、急诊科医生缺乏，很多内科甚至外科医生也支援到一线科室或者发热门诊抗击疫情，由于不太熟悉隔离病房环境，不熟悉复杂的防护步骤，也不熟悉某些仪器设备的操作，加上新型冠状病毒肺炎尚未找到特效药物和其他快速有效的治疗方法，在病房或门诊遇到难治患者或者危重患者时，会产生紧张焦虑感，甚至手足无措，感觉自己无法应对，甚至觉得自己没有用处。

（5）抑郁与悲伤

这种情绪在急诊科、感染科和重症医学科的一线工作人员中比较常见。患者病情进展迅速，病情危重，经过全力抢救，最终仍然死亡时，因为传染病的特殊管理规定，连家属都不能做最后的告别。同时，医护人员要做好遗体的消毒包裹等处理后才能移交殡仪馆。在目睹这样的悲欢离合，经历这样的情绪低谷时，医护人员的心理压力可想而知，情绪必然极其低落、悲痛。

（6）孤独与寂寞

医护人员在满负荷工作之余，因为自己是高危人群，怕自己处在被感染后的潜伏期，因此不敢回家，怕传染家人，在集中安排的宿舍或者酒店住宿。不能与家人会面，没有家庭的温暖给自己加油，会感到孤独、寂寞、无助。

2. 症状解析

　　由于医生这一职业的特殊性，在面对患者时，总是想竭尽所能来治疗患者，但是受限于医疗条件及医学发展，常常感到力不从心。另外，担心自己被感染，连累家人，因而不敢回家。在这样的工作和生活双重压力下，个体一般会调动内部及外部资源进行自我调适，当调适失衡时可能产生一系列严重程度不一的心理或精神问题。一般的表现是在过度紧张和疲劳状态时，可出现注意力不集中、记忆力减退、反应迟钝、判断和理解能力下降、自我评价低、缺乏自信、犹豫不决、做出决定困难、思维总是沉浸于疫情之中而不能自拔等。面对疫情的持续发展，面对数量逐渐增加的患者和不断出现的死亡病例，部分医护人员容易出现挫败感、无助感，并可能深深自责，认为自己无能，自信心降低。行为方面会出现工作质量和效率下降，不愿说话，与人交往的主动性降低，食量减少或暴饮暴食，容易抱怨。部分医护人员可能出现警觉性增高，并可有惊跳反应；还可出现过度防护，如反复洗手、消毒等。生理方面会出现各种生理不适，比如肌肉紧张度增高，全身不同部位肌肉疼痛，无食欲，还可出现恶心、呕吐，入睡困难、做噩梦和易惊醒、醒后迟迟不能入睡等；还有可能出现自主神经功能紊乱的表现，如头晕、头痛、口干、出汗、心慌、胸闷、气短、呼吸困难、尿频、尿急、月经紊乱等。也有少部分个体自我调适能力严重失衡，出现典型的抑郁、焦虑等临床症状，甚至有消极自杀的想法，此类个体需要及时寻求精神科的专业干预并预防不良事件的发生。

3. 干预措施

抗击疫情是一场持久战，目前到了最艰难的时候，虽然医护人员背负巨大压力，但仍冲锋在前，全力救治患者。为了更好地调节医护人员的心理，使他们高效地投入到救治患者的工作中去，可通过如下措施来为医护人员的心理健康保驾护航。

（1）合理排班，计划在前，让每个人对自己的工作有充分的心理预期，避免临时安排工作。

（2）适当休息，保证充分的睡眠，均衡饮食，学会自我调节。例如，多运动，深呼吸，抱一抱可以慰藉的物体，玩一些不费脑的小游戏，洗洗热水澡，找出可以转移注意力或者让自己愉悦的事来做。

（3）为不返家的医护人员提供舒适的、自我隔离的休息区和睡眠区。

（4）少刷手机和新闻。科技不断发展，不同于当年的"非典"，现在我们可以从不同的途径了解信息，打开手机，各种消息层出不穷，各种"群消息"不断弹出，让我们无所适从，徒增焦虑、恐慌情绪，影响心情。日常生活中，学会"放一放"，可以每天定时查看手机新闻，而不是每分每秒都在"刷屏"。

（5）保持与家人的联系，从家人的支持中吸取温暖和力量。

（6）允许自己示弱，当感觉到无法承受压力时，请及时与负责领导沟通，根据自己的能力去做事情。也要允许自己在悲伤、难过、感动时哭泣，医生护士不是钢铁，也是普通人，也会有情绪，也会有不安、恐惧、焦虑、害怕。坚定地告诉自己，在这样重大的公共事件里，在这样严酷的战场上，有这些情绪是正常的、自然的，等这样的应激事件结束后就会恢复的。不要自我贬低，不要对自我价值产生怀疑，保持对生活的希望。

（7）接受不完美和失败。医学不是万能的，医学是偶尔治愈、常常帮助、总是安慰。患者的治疗和预后有时候不由医生来决定，还有很多其他因素夹杂在其中。尽全力去救治患者，但不要在失败后产生无力感或挫败感，无限制地打压责备自己。

（8）空余时间进行适当的肌肉放松训练，即逐步紧张及放松各个肌群，让肌肉体会紧张和放松的感觉。或者进行深呼吸训练、冥想、正念等。

（9）按照自愿原则，可以在空隙时间进行同伴支持，即有共同经历的医务人员坐在一起，互相交谈，倾吐心声，宣泄情绪，最好有一个领导者。也可以找一个同事做"倾听伙伴"练习，每个人讲十分钟，另外一个人只负责倾听。

（10）如出现无法入睡，情绪低落、焦虑，心慌等，持续两周不能缓解，影响工作，可寻求专业的精神心理医生进行诊治。可开展一对一的心理辅导和团体心理辅导。

（11）解除一线医务工作者的后顾之忧，家庭有困难的需要安排志愿者协助其家庭生活，比如家中的老人和孩子的照顾和接送，让医务工作者可以安心投入工作。

4. 实例

陈医生是某三甲医院的重症医学科医生，工作**17**年。作为一名重症医学科高年资的医师，需要安排、带领年轻的医生救治患者。随着工作强度越来越大，休息时间越来越少，他常感到恐惧，有时几近崩溃。面对亟待治疗的患者、茫然无助的家属、经验不足的小医生小护士，他感到压力巨大，找不到出口，几近窒息，并自责，觉得自己没有做得更好，没有救治所有患者，没有照顾好同事。再加上不断地从各个医院同道那里获得的疫情信息，陈医生几乎不能入眠。他曾因在工作安排上和护士长有不同观点，在工作场合与其大吵了一架，并当着同事的面痛哭。在有患者不幸去世后，需要告知家属不能向遗体告别，不能送别最后一程时，看到患者的儿子痛哭时，他内心也感到非常悲伤。同时，因为工作环境特殊，怕传染到家人，每次都反复洗手洗澡，忐忑不安，虽然知道工作时已经做了很好的防护，但是仍不敢和家人亲密接触，只能把自己一个人关在家中单独的房间里，反复"刷手机"，总是希望了解更多的信息，希望有更多好的消息，但是又会被网络上纷繁复杂的消息所影响，心情更加低落，无心进食，入睡有些困难。

案例分析和干预建议：

陈医生所在的医院和科室，主要负责重症肺炎患者的救治，在每天工作中面对增加的重症患者，有限的医学条件，巨大的工作压力，不足的休息时间时，产生了自责、自我贬低、焦虑紧张、抑郁悲伤等不良的心理和情绪，并出现食欲下降、入睡困难等身体的反应。

对此，为了让陈医生更好地保持身心健康，投入工作去发挥他的优势特长，需要给予心理援助。首先要安排合理的排班，保证休息，嘱咐他回家休息后最好不要长时间看手机，刷新闻，要把注意力从肺炎、从工作中转移出去，或者做运动，或者做家务，或者读书，或者做自己其他感兴趣的事情，避免将自己 24 小时沉浸在疫情、救援工作中。鼓励他和朋友聊天、倾诉、表达自己的情绪，鼓励他男儿有泪也需要宣泄。改善他的认知，请他更多地意识到医者也不是万能之身，在遇到如此重大的应激事件后，自然会出现情绪问题，会紧张会焦虑，会抑郁会悲伤，会不安会忐忑，会睡不着觉、吃不下饭，这些现象都很自然、很正常，不能因此而认为自己太脆弱，进而自我贬低。在慢慢适应这样的应激事件后，人就会恢复过来，重新步入正常轨道。同时也要告诉陈医生，因为他本来就面对急危重的患者，同时医学有其局限性，在工作时全力救治患者，如果有不好的结果，也请不要自责，否定自己，甚至否定自己的价值和职业。另外，可以定期给陈医生一些心理科普文章，并提供给陈医生心理热线电话，告知如果出现更加严重的抑郁、焦虑，可以求助专业的心理治疗。最后，生活上的帮助也很重要，给陈医生提供一些实质性的帮助，比如帮忙购买生活用品，帮助解决老人、孩子的生活困难，都可以给他一些温暖和支持。

（杨　灿　刘忠纯　王高华）

第七章　一般医护人员

新型冠状病毒肺炎是一种突发的具有较强传播性的传染性疾病，这种突发事件对大部分人来说都是一种强烈的心理应激，对于医护人员来说更是如此。一般医护人员虽然不在一线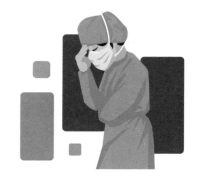接触确诊的新型冠状病毒肺炎患者，但是由于新型冠状病毒的传播性较强，一般医护人员在日常工作中也存在潜在的被感染风险，因此容易产生担心、恐慌、焦虑、抑郁、自责、内疚、无助等应激情绪。

1. 心理特征

（1）担心与恐惧

由于医院的特殊环境，特别是在门诊，医护人员会接触来自不同地区的患者。但是对患者的接触史不清楚，因此医护人员可能会接触到有潜在感染风险的疑似患者，增加了医护人员被感染的概率。同时，对突发传染疾病的防护手段和知识缺乏也会使一般医护人员担心自己被感染，引起恐惧。此外，网络上有关一线医护人员的工作环境和工作强度的报道和评论，以及每天增长的确诊和疑似病例数也会让一般医护人员感到担心和恐惧。

（2）焦虑与抑郁

在突发公共卫生事件期间，为了防止出现医院内感染，门诊和住院部的医护人员的工作量均会增加，如何做好住院患者以及患者家属的防护工作，对医护人员来说也是一种挑战，会无形地增加工作压力，导致医护人员出现焦虑和抑郁情绪。此外，当一线的同事、朋友或者家人感染而自己不能提供帮助时，医护人员也会出现一定程度的焦虑和抑郁情绪。

（3）自责与内疚

由于工作量和工作压力的增加，医护人员对家人的关心和照顾可能不够细致，加上担心家人的安全和健康，都会让医护人员感到自责和内疚。

（4）孤独与无助

为了预防和控制新型冠状病毒的传播，医院会采取一系列措施，比如改变门诊和住院部的进出通道，加强门禁和患者探视管理等，这些措施可能会造成患者或患者家属的不便，引来他们的不理解和抱怨，甚至可能与医护人员发生冲突和争吵。此外，医护人员的家属也可能对其工作不理解和不支持，这些均可能导致医务人员在这个特殊的时期出现孤独和无助感。

（5）其他躯体和行为改变

除了上述情绪变化之外，医护人员还有可能因为担心、恐惧、焦虑和抑郁等出现坐立不安、心慌、烦躁、头晕、头痛、胸闷、失眠等躯体和行为的改变。

2. 症状解析

突如其来的新型冠状病毒肺炎疫情对于医护人员来说是一个应激源。通常情况下个体在应激源（即新型冠状病毒肺炎）的刺激下会产生应激反应。如果应激反应的强度、频率和持续时间适当，可以使机体对外界刺激做出迅速和及时的反应，对机体有保护意义。但是，如果应激反应过强、频率过高和持续时间过长，则会导致个体出现不良的情绪反应和躯体不适，可能会影响社会和认知功能，造成注意力不集中、记忆力下降、工作能力下降等。对于医护人员来说，担心、恐惧以及焦虑是其最大的心理特征。在面对新型冠状病毒肺炎疫情时，适当的担心和焦虑能更好地提高他们对于自身、患者及患者家属的防护力度，降低被感染的机会，但是过度的担心以及恐惧就会影响医护人员的情绪，使他们变得焦虑和抑郁，在外界刺激（如网络上不断更新有关新型冠状病毒肺炎的相关新闻）、内部刺激（如工作压力）以及家庭因素（如担心家人健康和安全）的共同作用下，会进一步加重焦虑和抑郁的情绪，同时可能出现自责、内疚、孤独和无助感，伴随这些情绪改变的还有躯体不适和行为改变，如坐立不安、头晕、头痛、心慌、胸闷、失眠、反复消毒等。如果上述症状没有得到及时的调节和必要的干预，就会逐渐加重，严重者甚至可能发展为病理性的疾病。因此，早期识别医护人员的情绪变化，及早地进行调整和干预，有助于提高工作效率和促进疫情的防护工作。

3. 干预措施

为了保证医护人员能在面对这一重大疫情的时候，具有良好心理和工作状态，需要在医护人员出现上述心理和躯体表现前以及在出现上述表现的初期给予适当的干预措施。如何调整医护人员的情绪反应，积极应对，有以下几点建议：

（1）规律作息，均衡营养

规律作息、充足睡眠以及均衡营养都与免疫系统发挥正常功能息息相关。尽管医护人员在这个特殊时期工作量和工作压力均有增加，但是也应尽可能地保证规律的作息和充足的睡眠。此外，在饮食方面，应该均衡配餐，多进食新鲜的蔬菜、水果和适量的肉类，减少油炸、辛辣食物的摄入。

（2）积极调节，加强运动

在这个特殊时期，医护人员应允许自己存在一定程度的担心和焦虑情绪，积极了解并接纳自己的情绪更有助于有条不紊地开展工作。当医护人员的情绪处于轻度或中度紧张状态时，可以通过远眺、深呼吸等方式转移注意力，也可以进行适当的运动，做一些令自己感到愉快的事情。此外，冥想、洗热水澡等也可帮助改善紧张的情绪状态。

（3）关注自身，理性面对

医护人员应时刻关注自己的身体状况，不能过度劳累。由于一般医护人员缺乏突发传染性疾病防护的相关知识，因此应该积极地参加医院组织的相关培训，增加相关知识，提高自身的防护能力。此外，网络上的消息铺天盖地，不要被一些虚假的信息迷惑，进而加重心理负担。医护人员应该积极关注国内和国际上疫情的变化，但是不应该过度地关注，以免引起过度的担心和恐慌。此外，利用休息时间陪伴家人，与家人和朋友聊天也能减少担心和焦虑情绪的出现。

（4）寻求帮助，积极应对

如果医护人员在采取上述方法后，仍不能调节担心、紧张的情绪，并同时存在注意力不集中、躯体不适及失眠，应积极寻求同伴或者家人的支持与帮助，同时可以通过心理热线或者专业网络咨询平台寻求专业人员的帮助，采取正确的方法积极应对，尽快调整不良的情绪反应。

4. 实例

某医技工作者，女，40 岁，成都工作。因工作需要，其需要返回工作岗位，直接面对来自不同地区的就诊患者。该技师上班后，尽管已经规范佩戴了医用外科口罩和手套，采取了必要的防护措施，但仍反复担心自己可能会被感染，在工作中感到紧张和焦虑，有时会出现错误，但是能及时发现和更正。下班后回到家，会反复清洗，她担心会将医院的病毒带回家从而传染家人和孩子。为了避免传染给家人，晚上睡觉的时候也戴着口罩，自诉夜间睡眠差，觉醒次数增加。几天前，其听说与自己有一面之缘的另外一个医务工作者有咳嗽的症状，遂感紧张、担心和害怕，担心自己会被感染，担心传染给家人，担心之后的工作应该如何开展，整天坐立不安，心慌，焦虑。此外，她每天早上起床后的第一件事情就是关注疫情的变化，每天看到确诊和疑似病例增加，感到恐慌，反复要求身边的人做好防护措施，反复消毒。每天只要休息就会关注与新型冠状病毒肺炎相关的各种新闻，越看越觉得焦虑不安，整天精神处于高度紧张的状态，工作效率和质量下降。

案例分析和干预建议：

从这个案例来看，该医技工作者出现了典型的过度应激反应，主要表现为担心、恐惧和焦虑，并且

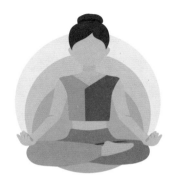

对日间功能造成影响，如注意力不集中、工作效率和质量下降等。这种情况下，首先应该让她认识到自己的情绪变化已经超过了正常范围，存在过度焦虑和紧张的状态，同时应该让她接纳自己的情绪变化，坦然面对，并积极处理。然后，通过相关的培训提高自己的防护能力，让她在工作中更加放松，同时还可以通过一些放松训练（如冥想、瑜伽、深呼吸、听轻音乐等）让高度紧张的情绪得到缓解。告知其下班回家之后，不要过度关注网络上与新型冠状病毒肺炎相关的新闻，可以和家人做一些轻松愉快的事情，交流一些轻松的话题，转移注意力，如果睡眠不好的话，可以使用相关药物辅助睡眠。最后，家人和朋友也可以给予积极的支持和正面的引导，帮助其缓解高度紧张、担心和恐慌的情绪。

（谭　璐　时　媛　唐向东）

第八章　感染患者

新型冠状病毒肺炎患者是这次传染性疾病的最大受害者，他们不仅遭受着躯体痛苦，同时承受着巨大的心理冲击。由于目前缺乏特异性的治疗手段，以及疾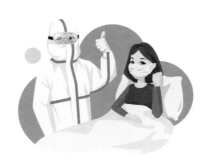病较强的传染性，感染患者不但面临着前所未有的死亡恐惧，而且还担心与自己接触过的家人、朋友的安危，陷入深深的自责之中。对很多患者而言，这是一场前所未有的人身危机，容易产生极度的紧张、焦虑、恐惧、悲伤、绝望的情绪。

1. 心理特征

（1）焦虑与恐惧

新型冠状病毒肺炎患者大多以发热、乏力、食欲差、呼吸困难、气喘为主要表现，呼吸困难、胸闷等症状本身会产生类似于濒死等极度恐惧的情绪反应。由于新型冠状病毒肺炎目前尚无确切有效的治疗手段，确诊感染患者对于未来自己会是一个什么结果，感到极度的担忧和不安，他们担心病情恶化，担心无法治愈，甚至会冒出很多可怕的念头。感染患者在隔离病房这种严格封闭的环境中，身边的医务人员都是全副武装，忙忙碌碌，抬眼可望的都是各种从未见过的医疗设备，监护仪的声音此起彼伏，病房病友都戴着口罩，卧床吸氧，雾化，或是痛苦地呻吟，甚至会有病友死亡，他们经常会陷入深深的恐惧和绝望之中。

（2）孤独与寂寞

隔离病房是一个严格封闭的环境，患者不能有家属留陪，为了减少交叉感染，同病房病友之间尽量减少接触交流，患者不能出病房，走的最远的距离就是从病床到病房洗手间，医护人员不能时刻相伴，甚至于重症患者由于呼吸困难，气喘严重，与家人电话交流都很困难，每天能说的最多的话就是医生护士查房询问病情时回答的那几句，他们经常感觉到无比的孤独和寂寞，仿佛被这个世界抛弃。

（3）悔恨与自责

感染患者通常会对自己之前的行为充满悔恨，后悔当时为什么要去那里，为什么会被感染，之后为什么没有想到要跟家人隔离，为什么要跟家人和亲戚朋友接触，如果自己传染给他们怎么办，使自己陷入深深的自责当中，不能释怀，觉得是自己害了所有人，是个罪人。

（4）抑郁

突如其来的疾病袭击，感染患者不知如何面对既定的事实，病前对今后所作的生活计划（如婚姻、家庭、工作、学业、人际关系等）都被打乱，出现丧失感、无助感，感到绝望，生活没有了希望，对所有事情失去兴趣，原有的世界轰然崩塌，自己成为家人的负担，生活充满痛苦与绝望，无法坚持。

（5）愤怒

感染患者对自己未来不可预知的恐惧，对生活的失控感，以及感受到外界对自己的隔离，这些会让他们感到无助和愤怒，这种愤怒不仅体现在对医护人员的攻击情绪（对外），还体现在对治疗的抵触和不配合（对内）。

2. 症状解析

新型冠状病毒感染确诊患者都会遭受到强烈的应激，他们需要对这种威胁和挑战有一个适应过程，当他们遇到这种严重的内外环境干扰性刺激时，内外环境的稳定性被打破，可能会出现一系列不同程度的心理问题。刚开始确诊的患者会出现茫然失措，或者出现一些无目的、下意识的动作与行为，有的出现不真实的感觉，觉得一切发生在梦中，否认，怀疑是诊断失误，感觉发生的一切像是在神游一般，自己像是个旁观者。当自己不得不面对现实时，可能会出现回避行为，逃避检查与治疗，甚至想要离开医院，摆脱隔离环境等。整个人思维混乱，看问题偏执，变得固执、钻牛角尖，蛮不讲理，不能客观地看待现实，夸大消极的结果，脑子里反复回想与疫情相关的事情，越想摆脱，越难以控制，陷入极度的焦虑、恐惧之中，对疾病后果的焦虑、恐惧是感染患者最强烈的心理反应。焦虑会让他们对自己躯体各部分的反应更加敏感，无限放大各种躯体不适，进一步加重焦虑情绪，进入恶性循环。一方面他们在情感和生活上更加依赖身边的医护人员，思念和担忧病房外的亲人，希望获得别人的同情、支持和照顾，以减轻心理压力和痛苦；另一方面易出现强烈的被隔离抛弃的感觉，伤感、愤怒和强烈的无助感会让患者表现为听天由命、被动的行为状态。在这种悲观消极的情绪背景下，对治疗缺乏信心，不能客观看待疾病，尤其是没有特效治疗药物更使他们每天都能感受到死亡的逼近，甚至认为自己是在等待死亡的来临，逐渐陷入绝望，他们拒绝用药，拔输液管、引流管、氧气面罩等干扰治疗，在这种情况下极易出现急性焦虑发作，严重者出现精神错乱、谵妄状态，甚至攻击他人以及出现自伤自杀等行为，这时应该采取积极的措施进行干预，防止发生不良事件。

3. 干预措施

对于感染患者来说，身体遭受疾病重创时，心理也受到了不同程度的威胁，在对疾病恐惧、社交限制、环境封闭、有效治疗缺失的状态下，其心理可能陷入崩溃和绝望。心理问题会极大地影响疾病的康复，健康的心理可以促进提高人体免疫力，调动机体功能。针对感染患者这一人群的心理干预，可以从如下方面进行：

（1）规律作息，饮食均衡

新型冠状病毒肺炎目前尚无特效治疗药物，主要以对症治疗为主，免疫力在感染者康复过程中发挥重要作用。睡眠、饮食与免疫系统息息相关，良好的睡眠及均衡的饮食有利于提高免疫功能，增强抵抗能力。对于严重焦虑引起失眠患者可适当使用抗焦虑及改善睡眠药物。

（2）接受现实，客观评估

新型冠状病毒肺炎虽有较强的传染性，但绝大多数以轻症为主，整体预后较好，患者应学会正确评价自己的病情与估计预后。既不低估病情、满不在乎，也不盲目夸张，认为一旦患病，必死无疑。目前为止，新型冠状病毒肺炎患者的治愈病例数不断上升，死亡者为少数。理性、客观地认识疫情信息，有助于稳定患者的情绪状态，避免因片面、不实、情绪化的疫情信息引起患者情绪的波动。

（3）接纳和宣泄负面情绪

患者会对突如其来的未知感到焦虑、恐惧、愤怒、无助，这些都是正常的情绪反应，是人面对威胁的本能反应。需要觉察、识别、接纳自己的情绪反应，而不是否认和排斥，接纳当下发生的一切，积极的改变自然就会发生。觉察到自己的情绪变化时，寻找合理的途径宣泄，允许自己表达脆弱。

（4）保持人际联系，学会放松

虽然在接受治疗时，被隔离在封闭的空间内，但应保持与外界的联系，如果病情允许，可以和家人、朋友打电话、发微信，从他们那里获取支持，汲取温暖和力量，增强战胜疾病的信心，获取安全感。自己可以保持平静，深呼吸，采用正念冥想等放松方式疏解压力，改善情绪。

（5）寻求专业帮助

通过医务人员、心理热线或线上咨询平台寻求专业人员的帮助，获得可靠的有关疾病和相关服务的信息，向专业人员宣泄自己的负性情绪，在专业人员的指导下进行调整。如果确实有严重失眠、焦虑、抑郁等影响康复时，可尝试药物治疗。

4. 实例

患者女，54岁，农民，小学文化，于1个月前体检发现肺部占位性病变，半个月前在某医院行外科手术治疗，治疗后恢复可，由丈夫陪护，7 天前开始出现发热、咳嗽、乏力，3 天前术后复查肺部 CT 及血常规提示病毒性肺炎，门诊查新型冠状病毒鼻咽拭子强阳性，当时立即收入医院感染科隔离治疗。此后患者丈夫和儿子相继出现咳嗽不适，查新型冠状病毒均为阳性，1 天前丈夫在另一个科室住院治疗，儿子因症状轻微，在家隔离治疗。患者入院治疗后，病情及情绪均不稳定，咳嗽及呼吸困难加重，但经常拒绝吸氧，拔针，对治疗不配合。访谈过程中了解到，患者对来医院做手术感染肺炎非常悔恨，并因连累丈夫和儿子而自责，觉得因自己的原因家庭面临破裂危险，这种情况下医务人员给予了更多的关心，帮助联系家人，让家属每天给患者打电话，普及疾病知识，给予患者支持和鼓励，建立康复信心。

床边访谈记录节选（整个过程患者呼吸困难严重，交谈间断进行）：

患者：你说我为什么要做这个手术，为什么偏偏要急在这个时候做，要不然事情怎么会到现在这个样子？你说医院为什么要害我，之前为什么不跟我说？

医师：我们谁也不能预料以后会发生什么，你想跟我说说您的事情吗？

患者：你说我几天前都准备出院了，正好算着时间回去过年，儿子都把家里收拾好了，准备出院回家的，我怎么就这么倒霉，你说我死了也就算了，怎么还能连累老伴和儿子，我不知道他们怎么样了！

医师：您担心他们，没有给他们打电话吗？

患者：很少打，怕忍不住哭，怕他们更加担心，每次打他们都说很好，我觉得他们在骗我（忍不住哭泣），怕我担心才那样说的。

医师：他们以前身体怎么样，有没有什么病？

患者：没有，我老伴和儿子身体都很健康，我以前身体也好着呢。

医师：对呀，他们身体素质好，肺炎经过治疗很快就能好。

患者：你别骗我，这个病很厉害，都死了很多人了，没有可以治疗的药。

医师：哪个疾病都有死亡的病人，但是目前来说，这个疾病重症死亡的还是很少的，不比其他疾病多，而且重症的都是以前身体不好的，抵抗力不强的。像您和您家人这种原本身体都很好的，应该不会有什么问题，但是前提是您要按时吃饭，配合治疗，否则哪有劲儿对抗这个病。

患者：那是，我们农村人就是身体好。但是一家四个人，三个人生病，我做手术又花钱，到时候人也没了，钱也没有了。

医师：钱您真不用担心，这个肺炎的治疗费用全部由国家承担，根本不用您家人交钱的。

患者：那是现在政策好。

医师：嗯嗯，所以您也要努力。

患者：没用呀，我现在难受得很，总觉得喘不过气，胸闷，说不定什么时候一口气上不来就死了！

医师：这个疾病大多数表现为呼吸困难，倒不是说您有多重，你吸氧可以缓解的。

患者：吸着氧是好点儿。

医师：您现在除了喘不过气来，咳嗽，乏力，还有什么不舒服？

患者：吃饭不好，不想吃，再就是晚上睡不好，戴着面罩也不舒服，也担心睡不着，有时候一整晚都醒着。

医师：那您吃不好睡不好可不行，身体可是本钱，要不怎么"打仗"？您每餐多少吃点儿，晚上睡不好，可能有点儿焦虑，也正常，要不我给您用点儿药，既可以改善睡眠又可以缓解焦虑？

患者：我听你们的，我也不懂。

患者：医生，听你的真的能好吗？我听说这个病治不好，没有药，前天病房还走（死亡）了一个婆婆。

医师：婆婆年龄大了，原本就有肾衰竭，确实比较重，您的身体基础好呀，我知道的是现在已经有好多感染的患者被治愈了，有的之前住院的已经出院了，我们医院也有。

患者：真的？真的能好？

医师：是的呀，所以您和我们一起努力，我到时候送您出院。

患者：那好那好。

医师：那您把氧气吸着，针也得配合打哈，有事按呼叫铃叫我们。

患者：好好。

案例分析：

人格基础：患者本身心理素质比较好，性格比较强势，做事比较要强，但生病让她有强烈的失控和挫败感，让她不能接受。

家庭关系：患者农民，夫妻关系很融洽，丈夫性格比较温和，一儿一女，全家人努力为儿子在武汉买房积攒首付的费用，自己把所有的希望和爱都寄托在儿子和女儿身上，是位非常传统的母亲。

认知层面：患者对疾病存在不合理的认知方式，过度夸大应激事件的潜在和消极后果；看问题狭窄、偏激，选择性关注消极信息，敏感多疑。

情绪情感：新型冠状病毒感染患者面对突如其来的疾病侵袭，偏离原本的生活轨道，在承受躯体痛苦的同时，必然会引起强烈的情绪反应。该患者在感染后出现恐惧、焦虑、抑郁、强烈的自责、愤怒等消极情绪，造成失眠、食欲减退、拒绝治疗，这种负面的情绪和行为严重干扰患者的康复治疗，应该采取措施进行干预。在医护人员进行解释、开导，建立信心之后能够配合治疗，积极对抗疾病。

治疗小贴士：

正念冥想方法可有效缓解感染患者的不良情绪：

（1）设置闹钟计时 **15** 分钟。

（2）选择一个让你感到舒适的姿势进行冥想。

（3）肌肉放松，让自己完全平静下来，慢慢从头部到脚底逐步放松每一块肌肉，从头顶开始，慢慢向下移动，从头顶到额头、眉毛、眼睛、双侧的太阳穴、耳朵、面颊、鼻子、嘴、下巴、脖子、胸腔、背部、双臂、手指、腹腔、臀部、小腿、脚掌、脚趾等。

（4）想象放松，可以找出一个曾经经历过的、给自己带来最愉悦的感觉、有着美好回忆的场景，可以是海边、草原、高山等，用自己多个感觉通道（视觉、听觉、触觉、嗅觉）去感觉、回忆。

（李睿婷　刘忠纯　王高华）

第九章　感染患者家属

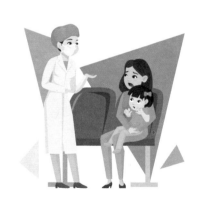

　　感染患者的家属也是我们需要密切关注的一个群体。当家中有人生病，尤其是病情复杂、较为严重或预后不良的疾病，家属常常出现诸如担心、焦虑、伤心等负面情绪。作为一种突如其来的新型传染性疾病，新型冠状病毒肺炎患者家属不仅需要担心患者的病情和不良后果，同时作为密切接触者，还会忧心自己被传染的可能性，并对这些情况对整个家庭的影响产生忧虑和担心，面临较大的心理压力。

1. 心理特征

（1）否认

人在急性应激状态时，第一反应常常为否认。不相信自己家属感染新型冠状病毒肺炎的事实，认为医生诊断出错，患者只是普通的感冒或其他肺炎；反复向医生确定轻症的可能性，抱着侥幸心理，以期望和幻想来代替现实，甚至可能出现对患者的症状视而不见，掩耳盗铃。

（2）焦虑与抑郁

最突出的情绪变化应为焦虑和抑郁。既担心亲人疾病及预后情况，担心自身是否被传染，又担心孩子、老人等家庭情况。四处收集新型冠状病毒肺炎的资料，过分关注自身健康状态及患者病情变化，无法集中注意力在其他生活事情上，部分人群可进一步出现睡眠问题。对患者的病情波动及身体出现的任何变化或不适都感到惊恐万状，不知所措，甚至因过分不安而对患者态度失控，使患者在感情上受到不良影响；严重时自身可继发性出现心悸、气促等躯体"症状"，甚至出现惊恐发作而于急诊就诊。此外，在医学卫生知识不足的情况下，可能对网络上的错误信息（如饮高度酒、蒸桑拿可预防及治疗等）深信不疑，并采取相应措施，损害自身身体健康。极少数人可能采用酗酒、大量吸烟、胡乱吃药等方式来消除恐惧感。

患者家属情绪问题如果持续发展，未得到解决，可能出现较为持久的抑郁或愤怒表现。抑郁时，可出现情绪低落、日常兴趣及动力减退、哭泣等症状，严重者甚至可达到抑郁症的程度。部分人会悲观地认为这种疾病无法治愈，或者担心患者进一步将疾病传染给子女等；愤怒时，可能出现抱怨和迁怒他人，表现为不配合国家防疫政策、不戴口罩、到处乱窜、网络发泄情绪等，或简单地认为亲人若是无病，何来这些不幸和麻烦，责怪患者，如责怪患者不该参加集会，不该与"某人"接触。严重时甚至可伴有冲动攻击行为。

随着担心的问题得到排除或者解决，绝大多数人的情绪困扰都可自行消失，但不能排除极少数人会持续存在焦虑和抑郁等症状。

（3）隐瞒

由于新型冠状病毒肺炎传染性强，社会大众普遍出现了对此病的恐惧及担忧，对患者的排斥，甚至对疫区人员的排斥和辱骂等不良反应和行为。患者家属可能由于怕遭人嫌恶、回避等原因，对外隐瞒亲属患病情况，唯恐被人得知，甚至治疗都偷着进行。

（4）怀疑

面对完全未知的新型疾病，政府公布的每日确诊及死亡人数逐日升高，网络上充斥着诸多不良的信息，患者家属可能出现怀疑态度，对医护人员不信任，担心主治医生经验或资质不够，努力逃往医疗资源更为先进的地方或另请高明，对治疗缺乏信心。

2. 症状解析

情绪反应通常是指个体对本身需要和客观事物之间关系的短暂而强烈的反应，是一种主观感受、生理反应与认知的互动，并表现出一些特定行为。当个体面临急性应激状态时，会努力调动内部及外部资源进行自我调适，当这种调节失衡时便会产生一系列情绪问题。焦虑与抑郁是感染患者家属的最大心理特征。得知亲人确诊新型冠状病毒肺炎，而自己又作为密切接触者后，人们第一反应会担心自己得病的可能性，进而通过一切渠道了解与该病相关的各种信息，包括查找资料、向亲朋好友打听、反复到医院就诊等。与疾病相关的各种信息都可能对他们产生巨大的心理影响，随着新型冠状病毒肺炎病例及死亡人数增加，焦虑情绪与日俱增，担心亲人及自身健康状态，害怕自身将疾病传染给子女、父母等亲人，进一步出现自责、内疚、孤独和无助感，甚至自伤自杀等消极观念。部分人群伴随躯体不适和行为改变，如心悸、坐立不安、睡眠障碍、反复洗手等，甚至会去相信所谓的"秘方""偏方"或者迷信巫术。部分人群还可表现出迁怒，随意发泄情绪、不戴口罩，甚至责怪患病亲人，认为现有状况全是亲人造成的，并伴随冲动攻击行为。

因此，新型冠状病毒肺炎患者家属最为紧缺的不仅是医疗防护工具，还包括科学正确的疾病信息、心理应对知识以及自身面对疾病的勇气和希望。

3. 干预措施

感染患者家属在面对亲人染病，自身可能被病毒感染时，会产生一系列不良情绪反应。不良情绪不可能被完全消灭，但可以进行有效疏导、有效管理、适度控制，情绪管理是一种很好的方式。情绪管理是指用心理科学的方法有意识地调适、缓解、激发情绪，以保持适当的情绪体验与行为反应，避免或缓解不当情绪与行为反应的实践活动。包括认知调适、合理宣泄、积极防御、理智控制、及时求助等方式。

（1）认识自己的情绪

时时提醒自己注意："我的情绪是什么？"例如：当你因看到某些人员防疫不力而在网络随意谩骂时，问问自己："为什么这么做？有什么感觉？"当你察觉到自己的愤怒情绪时，你就可以对自己的愤怒做更好的处理。有许多人认为：人不应该有情绪，所以不愿意正面面对自己的负面情绪，但七情六欲不可避免，压抑情绪反而会带来不好的结果，学习认识自己的情绪，才能对情绪进行管理及疏导。

（2）适当宣泄情绪

应激情绪是人类面对危机的自然反应，适当的应激可帮助个体较好地应对或回避危机事件，无须因自身目前的焦虑、抑郁等应激情绪而自责，甚至自我贬低。过分压抑只会使情绪困扰加重，而适度宣泄则可以把不良情绪释放出来，从而使不良情绪得以缓解。因此，遇有不良情绪时，最简单的办法就是"宣泄"。可尽情地向至亲好友倾诉自己的不平和委屈等，或是通过体育运动、劳动等方式来尽情发泄。一旦发泄完毕，心情也就随之平静下来。需要注意的是，宣泄不良情绪时必须增强自制力，采取正确的方式，选择适当的场合和对象，以免引起意想不到的不良后果。

（3）学习自我调节

从心理学角度讲，我们可以通过心理暗示和转移注意力等方式进行自我情绪调节。心理学实验表明，当个人静坐时，默默地说"勃然大怒""气死我了"等语句时心跳会加剧，呼吸也会加快，仿佛真的发起怒来。相反，如果默念"喜笑颜开""太高兴了"之类的语句时，则会产生愉快的体验。由此可见，言语活动既能唤起人们愉快的体验，也能唤起不愉快的体验。因此，我们可利用语言的作用，用内部语言或书面语言对自身进行暗示，缓解不良情绪，保持心理平衡。积极的自我暗示，如不停告诉自己"我们会越来越好的"，可在不知不觉之中对自己的意志、心理以至生理状态产生影响，令我们保持好的心情、乐观的情绪、自信心，从而调动人的内在因素，发挥主观能动性。

转移注意力也是一种较为有效的调节方式，即把注意力从引起不良情绪反应的刺激情境转移到其他事物上去或从事其他活动。当发现自己过于关注新型冠状病毒肺炎信息时，可尝试将注意力转移到使自己感兴趣的事情上去，如：看看电视、读书、找朋友聊天等，有助于使情绪平静下来。

（4）了解事实，积极应对

对网络上诸多信息进行筛选，通过权威机构了解疾病研究治疗进展，通过专业医务人员了解亲人的治疗现状，对自己染病或者被排除的各种可能结局做好相应的思想准备。积极寻求心理支持和专业帮助，可通过"健康中国"微信公众号、"**12320**"热线电话等多种平台和手段获得心理咨询帮助。如果发现自己已经出现严重心理问题无法自行解决，应及时到医院寻求心理卫生专业医生的帮助。

（5）规律作息，健康饮食，加强锻炼

充足的睡眠、健康的饮食和适当的锻炼均可增强人体抵抗力，有助于自我防护。同时，大量研究证实规律的锻炼可减轻焦虑，转移注意力，放松身心。建议有条件的人群可保持每日约 **30** 分钟的有氧锻炼，如跑步、做健身操等。

4. 实例

确诊新型冠状病毒肺炎患者的家属李某，男，**47** 岁，某酒厂员工。李某妻子约 **1** 周前被确诊为新型冠状病毒肺炎，李某被要求在家隔离，进行医学观察。李某初期感到害怕担心，时刻关注新型冠状病毒肺炎的一切资料，反复在手机上寻找信息；总感觉自己出现了"嗓子痒痛""呼吸困难"，担心自己可能会被感染，甚至控制不住想如果妻子死亡，自己又被感染后家庭可能面临的惨状；反复消毒清洗，甚至相信网络传言，大量饮酒，以期杀死病毒；又担心会将病毒传染给孩子，随时戴着口罩；心慌心悸，坐立不安，完全无法入睡。随后李某逐渐出现愤怒情绪，认为妻子不听劝告，不应参加同事聚会，害了自己及子女。遂自行停止隔离，强行离开小区，后被民警强制劝回。

案例分析和干预建议：

从这个病例来看，李某初期出现了明显的恐惧、焦虑及躯体症状，并且对自身及家人的日常生活造成了影响。后期出现了明显的迁怒，责怪染病亲人，强行停止医学观察，对社会其他人群造成了潜在的威胁。我们首先需让患者认识到自己的情绪状态，并接受自己的情绪变化，积极面对。向其提供新型冠状病毒肺炎的正确科学知识，如该病虽传染性较强，但大多为轻症，病死率低，降低其焦虑程度。

告知其可适当宣泄情绪，如将不满写在纸上或与其他家人电话交流等；尽量转移注意力，可以看一些轻松的喜剧或做运动；并可向其提供 1 ~ 2 种放松训练的方式，如腹式呼吸法等。如有条件，可适当应用药物辅助睡眠，降低焦虑水平。

治疗小贴士：

腹式呼吸法，可有效降低焦虑水平，减少躯体症状，同时帮助改善入睡困难。

（1）一手置于胸部，一手置于腹部。吸气时感受腹部慢慢鼓起，而胸部手静止不动，嘴巴紧闭，用鼻子深长而缓慢地吸气。吸气的同时全身放松，肩膀不能抬，两手自然下垂放在腿的两侧，以站立或坐下练习比较好。在练习腹式呼吸的时候，切忌肩膀上抬、面部肌肉紧张。

（2）呼气时，最大限度地向内收缩腹部，胸部保持不动。气流从嘴中长长地呼出来（注意此时是用嘴呼气，刚刚说到吸气时用鼻子吸），呼气的同时一定不要再吸气了。

（3）控制好呼吸的时间。吸气时控制在 4 ~ 6 秒，体质好的人可以屏息 1 ~ 2 秒；呼气时控制在 2 ~ 4 秒，有能力的可以屏息 1 ~ 2 秒，一呼一吸最好掌握在 15 秒左右，不要过分追求时间长度，并不是越长越好。

（4）每晚睡前腹式呼吸 5 分钟，可休息 5 分钟，重复 3 次，共计 30 分钟。

（任　蓉　孙一凡　唐向东）

第十章　因疫去世者家属

新型冠状病毒肺炎来势汹汹、起病急骤，在人们猝不及防之际悄然肆虐。虽然政府及社会各界人士迅速反应、群力抗击疫情，但依然有一部分患者由于种种 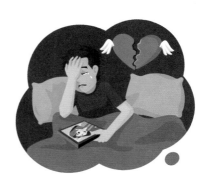 原因不幸离世。我们不仅要关注感染的患者，对于亲人不幸因疫去世者，也应给予特殊的关注。对他们来说，可能还要面临比疫情更多的挑战。

1. 心理特征

（1）哀伤

面对亲人突如其来的死亡，家属常表现出悲伤、哀悼等反应，不相信突然发生的死亡，思绪混乱，思念去世的亲人，想象逝者所遭受的折磨，忧郁痛苦，种种情绪占据哀悼者的思绪，挥之不去。

（2）麻木

家属处于对患者死亡的震惊中，茫然、麻木、无反应、面无表情，甚至产生分离性症状，忘掉发生的事情，认为亲人依然活着，或者产生人格解体、现实解体，觉得自我或周围的世界变得不真实了。

（3）否认

当被告知患者去世时，家属常否认或存侥幸心理，甚至对结果产生怀疑态度。

（4）情感爆发

家属在听到亲人离世的消息后，可能出现情感爆发，哭闹不止以宣泄委屈，严重者可捶胸顿足、号啕大哭、撕衣毁物，有些甚至会采取一些冲动行为，如拿刀威胁、作势跳楼等激烈的表达。

（5）恐惧

新型冠状病毒肺炎来势凶猛，在短时间内就夺走了亲人的生命，家属在得知消息时，可能没有任何心理准备，常表现为惊恐万状、不知所措、紧张不安、心烦意乱、伤心流泪、过分不安等，同时也会恐惧自己是否会感染相同的疾病，恐惧自己的亲朋好友会感染疾病，恐惧丧失更多亲人的未知未来等。

（6）愤怒或敌对

由于死亡突然，家属对患者病情严重程度估计不够，对治疗效果期望过高，或对亲人获救的希望落空，这种情况下，如果家属焦虑、悲伤或心理需求没有得到满足，可能表现出愤怒或敌对的情绪。个别家属可能向医护人员提出种种无理要求甚至表现出过激行为而发生冲突，想借此缓解内心的痛苦。

（7）抑郁

家属处于丧失亲人的痛苦中无法自拔，引发抑郁情绪，对一切事务都提不起兴趣，不愿与人交流，沉浸在哀恸之中，严重者甚至会产生自杀想法。

（8）焦虑

家属常忧心忡忡，产生内疚感，表现为痛哭不止，停留在医院，不肯离去。如焦虑程度严重，还可出现濒死感、坐立不安、呼吸急促、大汗等表现。女性、中年、文化程度低或离退休家属更容易出现上述情况。

2. 症状解析

对于因疫去世者家属来说，需要面对的是因丧失亲人而产生的一系列心理反应过程，称之为哀伤过程。丧失了挚爱的亲人，给家属带来了无尽的伤痛，也对家属后续的生活产生巨大的影响。

面对突如其来的打击，家属最初往往无力主动与人接触，也不愿面对亲人死亡这一事实，表现出麻木、否认，甚至忘掉发生的事情，茫然无反应；接着，生者可能会产生埋怨、自责、后悔，当自身无法承受这些自我攻击时，就会转为外部攻击，产生巨大的愤怒情绪，借指责他人来缓解自身痛苦，此时容易出现过激行为。当发现一切都毫无意义，死者再也不会活过来时，抑郁情绪凸显，情绪低落、不愿见人、什么都不想干、对什么都不再感兴趣，同时伴有噩梦、失眠，此时有些哀恸者可能会产生自杀想法，不愿意继续苟活。由于新型冠状病毒肺炎传染性强，家属也可能会担心自己的其他亲友感染疾病，焦虑恐惧。当经历过这些痛苦、悲伤，人们才会逐渐恢复，开始接受亲人罹难的现实，开始思考未来要怎么做，开始适应失去亲人的另外一种生活。

3. 干预措施

因疫去世者家属从最初的麻木、否认，不愿面对亲人逝世的事实，到埋怨、自责、后悔，接着情绪低落、不愿见人、对什么事都提不起兴趣、失眠、噩梦，最后接受亲人罹难的现实。应针对这一过程，给予有针对性的干预。干预原则：个体化原则、尊重原则、真诚原则和理解原则。

（1）情绪宣泄

长期的负性情绪与疾病直接相关，可使人自我意识狭窄、注意力下降、判断和社会适应能力下降等。心理干预最重要的是倾听，因疫去世者家属应寻找信任的倾听者，合理地宣泄由不幸带来的焦虑、抑郁等负性情绪，而不是压抑、回避。要意识到自己所经历的痛苦，别人也曾或正在遭受，自己并非孤独地面对这些不幸。尽量用言语表达内心的感受及对死者的回忆，现在的这些情感反应，包括哭泣、无助甚至麻木感都是正常的表现。反复的哭泣、诉说、回忆，来减轻内心的巨大悲痛，都是允许的。

（2）认知干预

心理应激反应，存在个体差异。个体对事件的认知评价是决定应激反应的主要因素。创伤性事件发生后，是否会发展成创伤后应激障碍，与个体的认知模式有关。可寻求专业的心理工作者，进行认知干预，改变自己看待事情的观念，提高个体对应激反应的认知水平。

（3）社会支持

面对突发的亲人丧失事件，如果得不到足够的社会支持，会增加创伤后应激障碍的发生率。家庭亲友的关心与支持、心理工作者的早期介入、社会的热心援助等均可大大缓解心理应激。但因疫去世者家属可能暂时在人际关系中表现出退缩行为，或者难以对人们的关心帮助做出适当的反应，应尊重和理解这些现象。应给予其具体的帮助，如代为照看孩子、料理家务，必要时还可照顾其饮食起居，保证充分的休息。

（4）积极应对

理解、支持、安慰、给予希望和传递乐观精神，可促使人们以健康的方法解决哀伤，有效应对危机。强制休息、鼓励其积极参与各种体育活动，帮助他们发现生活中有意义的、能给予积极回应的事情，可有效地转移注意力，有助于疏导因疫去世者家属可能造成自我毁灭的强烈情感和负性情绪。

（5）正视困境

必须正视困境和问题，避免不现实地要求对方"往好处想"或淡化事件。特别注意，不可用那些对处于哀恸中的当事人没有帮助的安慰鼓励性语言，例如："做个勇敢的男孩！""生活是为了活下去""一切很快就会结束""你会站起来的""一切将在一年内过去""你会越来越好的""坚强、再坚强"等。

（6）自杀干预

正在经历哀伤历程的人，属于自杀的高危人群，应该去关注因疫去世者家属自杀的可能性。尤其当丧亡的亲人不止一位时，当家属本就在遭遇其他严重的变故、家庭瓦解而缺乏稳定的家庭或社会支持系统时，当哀恸的家属长时间处于自我封闭、与社会严重疏离的情况下时，哀恸者以自杀的方式来结束生命的危险性会大大提高。应警惕这些危险因素，可找人 24 小时陪伴因疫去世者家属，随时关注他们的情绪状态，及时评估自杀风险，了解其是否存在自杀观念及自杀企图，注意防护。

4. 实例

患者女，32 岁，半年前，患者和丈夫从老家来到湖北黄冈市，从事门窗生意。刚刚起步的生意，他们很珍惜，省吃俭用，生活拮据。2020 年 1 月 9日，患者发现怀孕了。当晚，患者出现了发热、咳嗽、咽痛等症状，辗转了几家医院，到第二天深夜，患者终于转诊到了武汉的一家三甲医院。当时，他们还没听说过新型冠状病毒肺炎，以为是普通肺炎，医生也不知道，拍片时，她的肺全都"白"了，诊断为不明病菌性肺炎。**CT** 显示，双肺炎症。为了省钱，丈夫第一天晚上在医院的椅子上睡了一个小时，第二天才到小旅社开了一个几十元一晚的房间。患者长时间处于昏迷状态，同时怀孕了，抵抗力较弱。**2020** 年 **1** 月 **21** 日，经过努力救治，患者病情还是没有起色，最终不幸过世。患者丈夫非常内疚、自责，备受煎熬。一方面他担心自己感染上了肺炎，另一方面也担心家里人被传染了，而且还需要想办法还上从亲戚朋友那儿借的做生意的钱，每晚都睡不着，脑子里很乱。女儿想妈妈了，女儿问爸爸，"妈妈去哪儿了？"这位父亲只能扭过头，将泪水咽到心底。

实例分析和干预建议：

这是新型冠状病毒肺炎开始后的一则真实案例，患者为 **32** 岁的健康女性，刚刚发现怀有身孕，从发病到死亡只经过了 **12** 天，原本幸福又积极向上的小家庭，突遭变故，作为生者的丈夫不仅要面临爱人的突然离世，尚未出生的孩子的丧失，女儿要找妈妈的本能需求，同时为了不让女儿担心还要强咽泪水。对于作为因疫去世者家属的丈夫来说，要承受的实在太多了。针对这位丈夫，应该积极给予以下干预：

（1）情绪宣泄：丈夫有非常强烈的内疚、自责、后悔以及悲伤等负性情绪，同时为了保护女儿，强行压抑自己的情感。应给予其充分的倾听和陪伴，使其合理地宣泄负性情绪，而不是压抑、回避。应告诉他悲伤、哭泣、内疚等都是很自然的情感表现，不是软弱，长久压抑于己无益，引导其释放情感，诉说内心的真实感受，如果不愿说与他人听，可写下来或录音，也能起到一定的疏导作用。

（2）认知干预：进行认知重构，让这位丈夫明白并不是自己造成了患者的死亡，使其不要过度沉溺于自责中无法自拔，接受患者死不复生的事实。

（3）社会支持：为其提供具体的帮助，比如照顾其女儿、帮忙料理家务，使其得到充分的休息等。同时寻求政府相关部门的帮助。

（4）自杀干预：本实例中的丈夫遭遇多重打击，需警惕其自杀的风险，评估其情绪状态，是否存在自杀观念及自伤企图，帮助他发现生活中其他有意义的事情，比如他的女儿还需要父亲的陪伴，不能让女儿失去母亲后又失去父亲，给予其生的希望。

（李　娜　邓佳慧　孙洪强）

第十一章　疑似患者

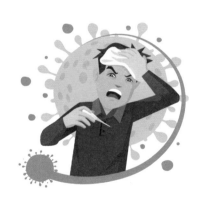

随着对新型冠状病毒肺炎疫情排查的有序推进，目前已逐渐出现大量的疑似患者，与普通人相比，他们可能承受着很大的心理压力，容易产生焦虑、抑郁、恐惧等应激情绪反应。

1. 心理特征

（1）焦虑与抑郁

新型冠状病毒肺炎的确诊需要实验室检查及一定的临床观察时间。因此，处在隔离状态的疑似患者可能整日忧心忡忡，既希望能尽快排除感染回归正常生活，又担心自己被确诊为感染者连累亲人，害怕面对现实，这可能会出现心理上的极度紧张、恐慌，甚至有惶惶不可终日之感，还可能出现睡眠问题。此外，由于突然从正常生活状态进入医院或家庭隔离状态，对这一突发的变化一时难以接受，疑似患者可能表现为表情淡漠、目光呆滞、食欲差、体重下降、失去平日兴趣、易怒等，一些女性疑似患者还可能出现内分泌紊乱。

（2）孤独与寂寞

为防止感染和交叉感染，许多疑似患者会被单独隔离，长时间的独处会使被隔离者感到孤独寂寞。

（3）疑心与恐惧

部分疑似患者病原核酸检测结果为阴性，但患者对结果半信半疑，"试剂盒是不是不准？标本是不是弄错了？有没有假阴性的可能？"他们稍微咳嗽或乏力就开始担心甚至相信自己感染了新型冠状病毒，于是反复测量体温，反复去医院检查，阴性结果只能暂时打消其顾虑，但不久又会陷入猜疑与恐惧。

（4）自卑与失望

疑似患者的头上好像戴着一顶帽子，清晰地刻着"我是疑似患者"六个大字。政府为顾全大局、控制疫情扩散，会发布公告寻找密切接触者。亲戚朋友看到公告后会在微信群、朋友圈分享传播，你一言我一语地猜这个人是谁，接着就是"啊！原来是他／她！还好我没跟他／她见过面，赶紧远离他们全家！""他／她怎么这么倒霉哦！他／她在家好好待着吧，别出来祸害人了！"等冷嘲热讽。疑似患者本应该得到大家的关心、同情和鼓励，却很不幸地遭受各种白眼和歧视，让他们产生强烈的自卑感，认为自己是"另类""害人精"，甚至"低人一等"。

（5）侥幸

部分疑似患者认为"不就是普通的感冒吗，可能是我旅途劳累或者回到家水土不服造成的，我平时身体素质很好，况且我又没有去过疫区或接触可疑患者，至于独立隔离吗？这么倒霉的事情不会发生在我身上吧？"这样的心理会导致他们掉以轻心，不愿意做好防护措施。

2. 症状解析

不确定感是疑似患者最大的心理特征。所谓不确定性，是指当某事的结果不明确时的状态。事实上，生活中一切事物都是不确定的，不确定性本身没有任何问题，它属于正常生活的一部分。疑似患者的健康状态在这一时期始终摇摆在稳定与危险之间，面对这种潜在的不良后果及生命威胁，部分个体在短期内会出现焦虑情绪，表现为惶恐不安、提心吊胆，感到感染的危险迫在眉睫。起初这种担心尚与客观威胁持平，即承认感染的客观可能性，但随着时间推移，担心的程度可能逐渐加重，并开始泛化而脱离实际环境，即没有目的地担心，同时可能出现肌肉发紧、坐立不安以及心慌、口干等躯体不适，此时便达到了一种病理性的焦虑。此外，患者在面临潜在的感染风险或感到死亡近在咫尺时，可能出现反复洗手、反复清洁、怕脏等明知没有必要却控制不了并因此感到主观痛苦的强迫症状。更有甚者会出现疑病的表现，在经过客观检测已排除感染后，个体仍因担心或相信自己感染了新型冠状病毒而反复就医检查，并对检查结果及医生的解释和保证持怀疑态度。也有少部分个体受特殊环境的影响，在自我调适能力严重失衡时出现短暂的精神病性症状，例如凭空闻语、疑人害己、明显的言语紊乱及行为异常，甚至有冲动攻击及自伤自杀行为，此类个体需要及时的精神科专业干预并预防不良事件的发生。

3. 干预措施

疑似患者在面对可能被病毒感染的情况时，内心会产生对死亡的恐惧，这种恐惧会进一步加重身体的不适感，使疑似患者产生一系列躯体和心理的反应。他们内心非常焦虑、恐惧，惶惶不可终日；也有可能会产生愤怒的情绪，心想"为什么病毒要感染自己"；亦有可能产生后悔、自责的情绪，如"要是我一直待在家里就好了"。如何调整疑似患者的情绪反应，有以下 **4** 点建议：

（1）接受事实，积极应对

在病毒肆虐期间，任何人都可能会被病毒感染，即使被病毒感染也没有那么糟糕，新型冠状病毒的传染性虽强，但毒性较弱，治愈的可能性很大。实际上，疑似患者应该树立正确认知，学会接纳现实，积极应对。

（2）自我调节，学会放松

在面对可能感染病毒的时候，产生恐惧、伤心甚至愤怒的情绪是一种正常现象，这是人类在面对死亡时的本能反应，适度的本能反应会提高个体的警觉水平，有利于保护自己和亲人朋友的安全。然而，一旦这种反应过度，会导致个体处于惶恐不安的状态，影响生活、工作和人际交往。掌握科学的放松方法有利于缓解紧张焦虑的情绪、放松身心，以积极的状态与病毒斗争。下面为大家介绍几种有效的情绪管理方法。

①觉察自己的想法和情绪

"影响你的不是事件本身，而是你如何看待这件事"。人的消极情绪和行为后果（C），并非由激发事件（A）直接引起，而是个体对事件的错误信念（B），这就是经典的"情绪 ABC 理论"。它告诉我们，及时识别和矫正不合理认知有助于改善情绪状态，并将事态引向好的结局。出现"我一定是感染了新型冠状病毒，我将不久于世，我的家人肯定被我传染了，我真是倒霉透顶，我就是个祸害"等想法时，不妨冷静下来，问问自己"我的想法符合现实吗？如果符合现实，那这些想法对我有什么影响？是帮助我寻找解决问题的办法还是让我变得更加害怕？如果不符合现实，那符合现实的想法是什么？支持和反对这个想法的依据有哪些？还有其他的可能吗？如果我的亲人朋友是疑似患者被隔离了，我会怎么做？"总结起来，就是抓住非理性想法，与之辩论，放弃不合理思维，建立正确的认知。

②转移注意力，积极行动

在隔离期享受安静的闲暇时光，学会与自己相处，将注意力拉回到当下，尝试一些平时忙碌时没有做过的事情，比如阅读喜欢的书籍、整理装扮卧室、学习绘画或摄影技术、欣赏娱乐节目等。

③保持亲密关系，巩固支持系统

虽然隔离期不能和亲友团聚，但可以通过网络视频、语音等方式和他们保持联络，保证强劲的心理支持力量，增加信心。

④身体放松

包括渐进性肌肉放松、腹式呼吸、正念呼吸等。

（3）寻求帮助，共渡难关

疑似患者的情绪反应通过自我调整无法缓解时，可积极寻求同伴或家人支持。可通过心理热线或线上咨询平台寻求专业人员的帮助，获得可靠的有关疾病和相关服务的信息，由专业人员疏导自己的负性情绪，并在专业人员的指导下进行调整。通过自己和医护人员的共同努力，共渡难关。

（4）辨别网络信息真伪

疫情暴发后，网络信息铺天盖地，真真假假、半真半假，让普通大众感到无比困惑，此时需要一双慧眼来识别真伪，防止造谣、信谣和传谣。首先，识别信息的来源，调查发布网站、发布机构是否官方权威等。没有来源的新闻是不可信的。其次，查询作者信息，文章作者是谁，他/她是干什么的等。再次，核实日期，重复发布的旧新闻和现在没有任何关联。最后，甄别、分析消息中的论据是否充分，术语是否规范等。

4. 实例

30岁的**Z**先生是一名普通的公司职员，大学毕业后定居在武汉。春节假期临近，他从武汉回到安徽老家，自行前往药房购买了奥司他韦和板蓝根，回到家后自觉地独立隔离。**4**天后出现咽部发痒，体温**37.2℃**。**Z**先生变得精神紧张，加上陆续有朋友通过微信问候，他开始担心自己是否感染了新型冠状病毒，于是不停地刷微博、咨询医生朋友。医生朋友告诉他，他现在有可疑症状，且发病前**14**天内待在疫区，由于缺乏病原核酸检测结果，故应属于疑似患者，不能继续待在家中，应该到定点医院接受隔离治疗。听到这儿，**Z**先生一时无法接受，怨天尤人"我怎么这么倒霉？我家人是不是被我传染了？我会不会死？一年才回家一次，还得把自己关在房间里，跟家人团聚不得……"反复纠结、犹豫要不要听医生的劝告，"要是去医院，会不会交叉感染？要是真的感染了病毒，在家会不会越来越严重，家人会不会受到牵连？" Z先生左右为难，感到无比痛苦，最终下定决心听从医生朋友的忠告，主动前往当地定点医院接受隔离和治疗，当地疾病预防控制中心对和他有过密切接触的人都采取了集中隔离医学观察和居家隔离观察措施。很快，《关于寻找密切接触者的公告》在当地蔓延开来，Z先生看到公告心里很自卑、羞耻、惶恐，心想"这下子亲朋好友肯定都知道了，他们一定在背后议论纷纷，责怪我偷偷从武汉溜回来，把病毒也带来了……"幸好医院是单人单间隔离，在隔离期间，Z先生除了每天刷头条关注疫情动态、学习防护知识、向医生汇报自己的症状之外，他还找了很多乐子打发时间，跟父母视频聊天、邀请好友线上游戏、整理电脑手机里的资料、学习摄影、绘画、烹饪技能、看车测评等。两周隔离观察期过去了，Z先生没有任何身体不适，平素幽默风趣的他，这时候嘲讽自己"这个假期太充实了！"

案例分析：

　　认知层面：患者离开疫区后开始心存侥幸，而当症状出现后有了对疾病的不确定感。当政府公告发布后，患者产生了自卑感和无助感。

情绪情感：患者出现症状后，产生了愤怒、恐惧、担心等负面情绪。

行为层面：一开始患者在侥幸心理支配下，并没有做好充分防护。当疑似症状出现后，盲目地上网查资料，好在积极寻求了医生朋友专业的建议，至定点医院接受规范化隔离治疗，并且丰富了个人生活。

治疗小贴士：

面对此次疫情，隔离在家的疑似患者应该如何做好"心理防护"？

1. 在认知和情绪层面，要认识到任何人在面对突发公共事件时都会产生焦虑、恐慌和担心，要理性看待本次疫情，接纳自己的反应和被隔离的处境。

2. 在行为层面，充分调动身边的资源，及时寻求专业帮助，学会过滤网络上的虚假信息，积极配合科学有效的治疗，学习放松方法。

3. 在生活方面，保持规律作息，尽可能多地保留正常的生活内容，适度投身于娱乐性和建设性的事情上。

（邵 岩 孙洪强）

第十二章　其他社会服务工作者

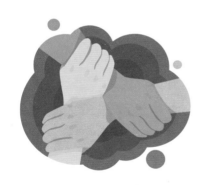

　　随着新型冠状病毒肺炎疫情的发展，每天增加的确诊病例数无疑会对社会服务工作者的心理造成影响，尤其是国家重点疫区的社会服务工作者，他们常常会有恐惧、焦虑、易怒、多疑、悲观等应激情绪反应。

1. 心理特征

　　（1）恐惧

　　由于新型冠状病毒肺炎较高的传染性、病毒发展的不确定性，在研发出针对该病毒的治疗药物之前，会引发人们的心理恐慌。虽然目前很多部门单位已处于休息状态，但社会服务工作者仍在工作，并且工作中要接触形形色色的人，他们没有像医务人员那样的防护，无疑会恐惧去接触陌生人，即使被传染的概率很低，但仍会害怕被感染。

（2）焦虑、抑郁

社会服务工作者每天接触的人较多，由于对有关新型冠状病毒肺炎的知识了解不多，有时不能科学地认识疾病，总是忧心忡忡，担心自己被感染或自己被感染后又在无形中传染给身边的人，有时还伴有心慌、胸闷、腹泻等躯体不适。有的人会感到绝望、心情差、不愿意继续工作、食欲差、失眠或产生抑郁情绪。

（3）易怒

在疫情的大环境之下，社会服务工作者大量的工作接踵而至，工作带来的疲惫感、体力耗竭会导致其容易发脾气、愤怒。

（4）多疑

具有此类心理特征的人大多为生性敏感者，过分关注自身的身体健康状况，总是感觉自己发热、想咳嗽，于是反复测量体温，稍有咳嗽、咳痰或者身边人咳嗽一声甚至咳嗽几下，都怀疑是不是自己被传染了？是不是他被传染了？这会传染我吗？于是就开始提心吊胆，寝食难安，并会通过各种方式、各种渠道去咨询、去倾诉、去求证。

（5）过度亢奋

由于每天的工作量较大，一部分人会产生过度亢奋的情绪，严重影响其睡眠情况。

（6）自责内疚

有的社会服务者由于疫情未休春节假期，因不能陪伴家人而导致自责，同时又出于工作的原因有被感染的可能，因害怕给家人带来危险而内疚。

（7）悲观

有些人不愿或者不敢张嘴说话，内心充满了负性情绪，还常伴随睡眠障碍、入睡困难、易惊醒等。

（8）困惑

一部分社会服务工作者会对自己的行为产生困惑，不明白自己为何去做一些明知道没有必要但控制不住去做的事情，比如反复洗手、反复消毒，在家也必须佩戴口罩，反复确认灶台有没有关火、门有没有锁好等。

2. 症状解析

　　社会服务工作者的上述心理特征是遇到新型冠状病毒肺炎这一应激事件的反应。社会服务工作者因工作需要，经常面对不同的人和突发情况。在疫情的影响下，社会服务工作者常常伴有情绪反应，且不同的人可能采用不同的应对策略。情绪反应的症状表现复杂多样，涉及认知、情绪、行为等多个方面，常见的症状包括焦虑、抑郁等，焦虑可伴有自主神经功能的紊乱，即一些躯体不适感，包括心动过速、肌张力增高、口干等症状。焦虑的情绪反应通常与威胁性事件有关，而人们对于新型冠状病毒肺炎的焦虑无疑是因为其会威胁到我们的生命，焦虑在本质上是对死亡的焦虑。恐惧从心理学角度上讲是由缺乏安全感所致，是对可能出现的身体或者心理的危险或者风险的预判。当面对危险尤其是不确定及不可控带来的无力感时，人们总是试图通过各种各样的手段来缓解这种不安全感。严重者可出现激越等症状，少部分人可能会出现幻觉、妄想等精神病性症状。在遇到应激事件时，有的人会采用不良的应对策略包括攻击行为，易怒的情绪其实就是一种攻击，会对周围人发泄。敏感性格的人常表现出多疑，甚至出现强迫症状，如由于担心被感染出现反复洗手、反复清洗等症状，怕洗不干净导致自己甚至周围的人陷入危险。

3. 干预措施

在繁忙的工作中，社会服务工作者可能会出现注意力不集中、记忆力下降、失眠等症状，以及不同的情绪问题，我们对社会服务工作者给予以下建议：

（1）正确面对新型冠状病毒肺炎

应通过官方网站等正确途径，多方面了解有关新型冠状病毒肺炎的知识，对疾病有基本的认识，掌握疾病的传播途径，在工作中做好自身的防护。就目前的数据看来，新型冠状病毒肺炎的致死率不高，应正确面对疾病，保持良好的心态。同时，对疫情的发展应持积极态度，虽然确诊病例数逐渐增加，但可以看到目前治愈人数也日益增加，而死亡率无明显上升，因此要充分信任医护人员及政府，相信人类终究会战胜疾病。

（2）学会表达情绪

对在工作中产生的焦虑、抑郁等情绪不应怀有羞耻感，它是一种正常的情绪反应，不能对情绪问题避而不谈，要勇敢地面对，并学会宣泄自己的情绪，可以向家人、朋友等诉说自己内心的感受，从而获得他们的支持、安慰及鼓励，情绪宣泄是一种很好的应对方式。

（3）学会放松

在工作之余可以读书、看报、看电视及听音乐等，以及在有限的空间内做一些运动，如练瑜伽、呼吸放松训练、正念冥想、渐进式放松等，找到最适合自己且符合兴趣爱好的、有毅力坚持的活动，使紧张、疲惫的身心得到放松。

（4）规律进食

在工作忙碌之时，社会服务工作者可能仅用十分钟左右吃完饭然后继续回到工作岗位，但再忙也要静下来好好吃饭，疫情带来的忙碌可能不能在短时间内过去，这是一场持久战，要为打赢这场战役保持一个好身体。

（5）寻求专业人士帮助

通过倾诉、自我调节等方式调节情绪后，若仍是存在焦虑、恐惧、多疑等情绪，且严重影响工作及生活，这时需寻求相关专业人员的帮助。应及时向工作单位报告自身的精神状态，若情况允许，应暂时脱离工作岗位。

4. 实例

　　某社会服务工作者，男，**39** 岁，从事警务工作 **15** 年。因疫情严重，连续工作约 **3** 周，出现烦躁、情绪不稳定，睡眠质量差。患者自述在工作中经常接触不同人群，因防护措施有限，单位警员常向他反映和求助。由于资源紧缺，患者出现抑郁、担心、焦虑等情绪。在访谈过程中，患者讲述部分社会群众不能理解疫情的严重程度和严格管控的重要性，经常不服从管理，导致工作难度增大，内心冲突较多。患者目前处于情绪不稳定的状态，需要密切关注，给予心理支持。

　　访谈记录节选：

　　治疗师：您好，能先和我说说现在您的情况吗？

　　患者：是这样的，我是一名警察，因为我们承担着保障人民群众安全和社会稳定的任务，所以在这次疫情开始的时候，派出所的警力已经全部处于战备状态，所有人都牺牲了过年的时间，我的同事也从老家赶了回来，大家都非常辛苦，也很努力。

治疗师：嗯嗯，伟大的职业值得尊敬！感谢您为人民群众的付出！

患者：我们还好，能帮助国家和人民群众打赢疫情的阻击战也是尽自己的一份力量，最近这段时间会有人给我们打电话举报哪里有聚众娱乐或者闹事的，在管理方面确实比较棘手。

治疗师：那请问你们单位有给你配备医疗装备吗？

患者：给我们配备了口罩，但因为疫情比较严重，所以我还是心存忌惮。

治疗师：您在这种危险的情况下坚持了这么久，很辛苦。

患者：我经常会想，万一我的同事在执行任务的时候被感染了要怎么和家里人交代，万一我被传染了家里人要怎么办。我的职业是保护人民群众，可是我的家人会因为这样有更大的危险。曾经我也执行过任务，那时候没结婚，不怕被人报复，但是我现在有爱人有孩子，真的很担心家里人的安全，如果家人和同甘共苦的兄弟被传染了，我该怎么办！

治疗师：您作为一名人民警察，一个丈夫，一个父亲，一个领导，在承担着各种责任的同时，更承受着很大的压力。

患者：是的，我知道现在的情况有多危急，疫情刚开始的时候没有口罩，我爱人跑了半个市区帮我买到了一些，让我拿到单位分给同事，也是尽可能地保护自己，中午的时候也是做好了饭放在我办公室。

治疗师：嗯嗯，看来您的爱人非常理解您的工作，在这种危难时刻，您的爱人更愿意和您并肩作战，在后方尽力。

患者：是。

治疗师：现在，您最需要做的是尽最大的努力保护好自己，在工作中一定要注意防范。

患者：对，我也觉得要保护自己。有很多人根本不明白现在疫情有多严重，还总是聚集在棋牌室、商场，年轻人不戴口罩，我看了真是着急，说了他们还不听，我们的队员经常被人骂，说多管闲事，听了都来气！

治疗师：理解，现在情况危急，您和您的同事为了大家的生命安全真的是尽心尽力，但是因为很多人不配合，您的工作难度就增大了。

患者：我就是生气他们一点都不把自己的命当回事，不管家里人，万一出去转一圈，把病毒带回家了，家里人可怎么办！

治疗师：您为了您的本职工作，为了这次疫情，为了人民群众劳心劳力，辛苦了！您现在的情绪状态不稳定可能会有以下几个原因：**1.** 担心家人和同事的安全；**2.** 疫情防控工作导致的心理压力；**3.** 长期的睡眠不足。

患者：哎，不出事还好，万一我的同事出事了，我都没法向他们的家人交代，警察也有家，他们也有孩子和老人，真希望大家能少出门就少出门，别再乱晃了。

治疗师：您现在一方面担心群众的安危，工作时要时刻警惕，另一方面，您也很担心自己的同事，他们也是群众，也是需要被保护的。

患者：嗯，是的，谢谢你，能听我说这么多，还能理解我们的工作。

治疗师：国家现在正在努力地生产防护用品，除了保障医护人员外，你们的安全也非常重要，因为你们承担着很大的责任，保护这些普通家庭的安危，希望你们坚持住，国家并没有放弃谁，而是倾全国力量在保护自己赖以生存的家园。

患者：嗯，我明白！我们一直坚信这场战役终会过去，大家都会继续努力的！谢谢你！

治疗师：不客气！请问您所在的单位是否需要帮助，我们的平台可以通过社会捐赠的方式帮助您！

患者：暂时不需要了，谢谢你们，我们会努力的！

治疗师：其实说出来心中所想就是情绪的发泄和

压力的缓解，很乐意和您一起分担，也很感谢您愿意相信我们。

案例分析：

人格基础：弗洛伊德提出的人格理论在这名患者身上有很好的体现。自我是调节本我和超我的中间地段，而患者是一名警务工作者，超我的道德标准高于其他工作类型的人群，而且工作要求他们秉公执法，加之要经常接触负性事件，更有可能直面案发现场，此类工作者长期处于应激状态，影响情绪。当疫情发生时，他们必须很快地进入工作状态，在访谈过程中，患者提及因工作时面对的人群不服从要求和规定而产生情绪不稳定的情况，正是患者自身超我的道德标准在其身上的体现。此类患者的超我较为强大，虽益于工作，但不能将工作和生活分开，所以需要尽早干预。

成长经历：患者已婚，孩子 4 岁。原生家庭教养方式严格，12 岁丧父，未完成大专学业，工作后参加成人自考。曾多次参加外出执勤任务，因工作长期处于应激状态。

认知层面：患者能够对疫情的发展有客观的认识，并具有乐观积极的心态，坚信最终能够战胜疫情。

情绪情感：患者在疫情工作的处理中遇到阻力，且由于长期处于应激状态，患者不能很好地调整自身情绪，产生愤怒、抑郁等情绪，加之防护措施不到位，担心同事和家人的安全问题，叠加出现焦虑情绪。

治疗小贴士：

面对此次疫情，社会服务工作者应该如何做好"心理防护"？

（1）如果自己无法处理心理问题，应首选专业心理医生寻求心理援助。由于长期的应激状态可能会导致心理弹性降低，最快捷的策略就是采取专业的方法解决当下问题。

（2）工作时应理解疫情危机下人民群众的恐慌，可以进行多部门的协作，加大宣传力度，提高工作效率，以减少社会服务工作岗位上一线人员的工作压力。

（3）在情绪情感方面，要保持乐观心态，以积极的思维模式看待周围事物。回家后要尽快从当天的工作中抽离出来，尽可能多一些时间放松身心。

（王育梅　翟　璇）

第十三章　社区人群

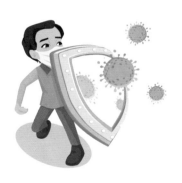

这次疫情从湖北武汉暴发并迅速波及全国，全国各地先后启动了重大突发公共卫生事件一级响应，号召公众居家隔离，让我们成为"宅男""宅女"，让好友相会变成视频聊天，让亲朋相聚变成隔空拜年。与那些感染的患者和奋斗在疫情一线的人员相比，大多数社区人群是比较幸运的，但这些人也会因为正常的生活受到影响或者看到太多跟疫情相关的信息而产生不恰当的认知，随着确诊人数和死亡人数的增加而出现焦虑、恐慌、愤怒、抑郁等情绪，甚至影响到睡眠和正常的生活，

还有些人对于疫情没有给予相应的重视，这种盲目乐观同样不是最佳反应。本章就向大家介绍社区人群的心理特征及调节方式。

1. 心理特征

（1）焦虑、恐慌

大部分的群众已经认识到此次新型冠状病毒感染的严重性，由于无法分辨病毒携带者，且不知道会不会传染自己和家人，故逐渐感到心神不宁、坐卧不安，有失控感；总担心"肺炎"会降临到自己或家人的身上，怕自己和家人出事，每天提心吊胆，不敢出门；不停地通过"刷手机"、看新闻来获取疫情相关信息；听信谣言，盲目地服用药物，囤积口罩、药品、保健品；身体稍有不适就怀疑自己感染了新型冠状病毒，感到恐慌。

（2）愤怒

随着疫情的发展，在长期焦虑、恐慌以及高压力下，许多人逐渐变得暴躁，经常对家人发脾气，甚至在网上发布一些充满"戾气"的内容，有一些针对吃野味的人群，有一些针对湖北武汉人员，有一些针对政府管理人员，还有一些因为对疫情控制不满而针对医护人员。在面对疫情的风险和高压力的情境下，愤怒是自我进行防卫的自然反应，人们会利用暴力的言语来宣泄内心的不安。

（3）抑郁、无望

随着疫情的扩散和负性情绪的积压，很多人逐渐表现出整日闷闷不乐、情绪低落的状态，他们对一切事情都失去了兴趣，觉得疲乏无力、悲观失望，对未来没有信心，想到现在的处境甚至会哭泣，觉得一切都完了，他们还会向家人传递一些负面信息，且伴有食欲、睡眠、体重的变化以及躯体不适等症状。

（4）盲目乐观

面对疫情，我们要有足够的信心，相信只要团结一致一定会战胜疫情，适当的乐观有助于缓解自身压力，这是十分必要的。但是，有部分人并没有重视此次疫情，认为自己身体很好、没有接触感染者，并不会感染，对于防护工作不重视，甚至有的人认为这是谣言，与自己没有关系，不仅不防护，还要走亲戚、聚会。即使采取一定的防护措施也不能保证绝对不会被感染，在如此严峻的疫情形势下，盲目乐观、不采取防护措施会大大增加被感染的概率。

2. 症状解析

　　此次疫情来势汹汹，蔓延迅速，让人猝不及防，严重威胁着人们的健康，对每一个人来讲都是一种突发的刺激、强烈的应激事件。我们需要调动自身的能量来应对外界环境的威胁，这样很容易导致人体内外环境的稳定被打破。在应激情况下，人体的免疫力下降、交感神经活性增加，导致心率加快、血压升高、胃肠道蠕动减慢，产生胸闷、心悸、胃部不适等躯体症状。应激事件也常常会诱发精神障碍，给个体带来痛苦的情感体验。担心是普通社区人群最大的心理特征：无法确定周围是否有病毒携带者，担心防护措施是否到位，担心自己和家人的安全，担心疫情是否能得到控制等。部分群众可出现焦虑情绪，特别关注躯体的感觉，并且将身体的不舒服与新型冠状病毒肺炎联系起来，情绪越来越暴躁、经常发脾气，逐渐出现恐慌、疑病的心理。随着时间推移，他们担心的程度逐渐加重，甚至脱离现实，表现为没有目标的担心，感觉坐立难安、提心吊胆，甚至不敢出门、不敢去医院；有的出现强迫行为或强迫思维，如担心手沾染了病毒，反复洗手，或者不能控制地反复想有关"新冠肺炎"的事情，并为此感到非常痛苦。在这种长期焦虑、恐慌的痛苦情绪下，大脑皮质过度兴奋，机体自身的能量被大量消耗，逐渐出现郁郁寡欢、闷闷不乐、悲观、无助无望等情绪，严重者甚至会有消极观念，觉得活着没意思而采取消极行为。

3. 干预措施

（1）正确认识自己的心理状态

应认识到并且重视情绪的重要性。适当的焦虑会调动机体的能量，有助于我们更好地适应环境变化，但是长期过度的焦虑、恐慌、抑郁等负面情绪会给我们的身心带来负面影响，严重干扰日常生活。因此，要正视自己的不良情绪，评估自己的情绪状态与环境是否相符，并且学会管理自己的情绪，适当转移注意力。如果有较严重的症状，应寻求专业人员的帮助。

（2）正确对待疫情信息

社区人群应从官方渠道了解疫情信息，相信党和国家，客观理性地认识疾病、了解疫情。既不要将疫情过度灾难化，也不要盲目乐观，积极响应国家的号召，配合做好防护工作，戴口罩，勤洗手，勤通风，居家隔离，不参与聚会，团结一心，共渡难关。

（3）积极调整自己的认知

正确认识疫情，换个角度思考问题，在居家的空闲时间做些有意义的事情，比如用更多的时间和家人相处、提高自身的知识素养、做自己喜欢的事情、获得更多的自我肯定等。将这段居家时间看作是一种新的自我成长的经历，就一定会有新的收获。

（4）规律作息，增强体质

尽管活动范围和活动内容受限，但仍要维持原有的规律作息。作息的不规律会打乱我们身体的内环境，降低免疫力，因此要按时起床、吃饭，保证良好的睡眠，同时加强自身的锻炼。这样既可以提高免疫力，又能很好地减少负面情绪。

4. 实例

某社区工作者，男性，**31**岁，石家庄工作。患者担心自己被新型冠状病毒感染，于**2020**年**1**月**24**日至某医院急诊科就诊，诊断为急性咽炎，给予头孢类药物（具体不详），服药**4**天后病情有所好转，因咽部不适想去医院打针或输液，又担心去医院会交叉感染，因此产生焦虑、紧张情绪，担心被病毒传染。访谈过程中给予患者支持和鼓励，为患者树立正确信念，引导患者积极思考。

访谈记录节选：

患者： 我之前去医院检查过，化验了血，就是普通感冒和咽炎，医生给开了药，可是已经4天了，还是不好啊！

治疗师： 嗯嗯。

患者： 嗓子不太舒服，想去医院输液，这样可以吗？会不会有危险啊？大街上是不是挺乱的？我很担心被传染！

治疗师： 请问您最近有什么躯体的症状表现吗？

患者： 喝水、咽唾沫时嗓子都疼，但是我没接触过武汉的人。

治疗师： 好的，您除了咽部不适还有没有其他地方不舒服？

患者： 我也不咳嗽，就只有低热，不过没事儿。

治疗师： 嗯嗯，您确诊急性咽炎几天了？

患者： 4天了，医生让吃头孢，但是我心里头不舒服。

治疗师： 嗯嗯。

患者： 总感觉郁闷、害怕。哦对了，那个血常规您要看一下吗？

治疗师：在疫情的影响下，您现在的情绪和感觉是可以理解的。我是心理治疗师，不是医生，但是可以帮您联系一位平台在线的医生帮您看看。

治疗师：另外，我看您现在比较焦虑的问题是要不要去医院输液，是担心会传染到您吗？

患者：对啊，因为我去的是医院急诊，感觉比较危险，所以现在哪都不敢去。其实我就想再确认一下，踏踏实实地在家养病。各种新闻信息看多了，都得癔症了！

治疗师：嗯嗯，理解，最近信息量爆炸，不知道该相信哪一类了。在您的过往经历中有过类似的经历吗？

患者：这倒没有。不过从小父母经常告诉我身体最重要，外边环境不安全之类的。我到现在基本上没有吃过外卖什么的。医生，我有点担心，这个几天能好啊？我要打针去，但是又怕去医院，万一交叉感染了怎么办？现在我的抵抗力肯定不强。

治疗师：首先您要遵医嘱，按时服药，多喝热水才能好得快。再一个就是您提到的交叉感染在您外出过程中是有可能出现的。

患者：热水我可劲儿喝呢，但是我年纪轻轻的，这老感觉心脏跳得好快啊！所以我已经一周不出门了，想问问你心理这关咋整啊？

治疗师： 嗯嗯，既往有无其他躯体方面的疾病呢？尤其是心脏部位的。

患者： 一切正常，心脏挺健康的。

治疗师： 嗯嗯好的，那您对这次疫情的看法是怎样的呢？

患者： 我经历过"非典"，那时候上初中，信息没有现在这么发达，年龄也小。现在这信息漫天飞，真真假假的，恐慌也是有的。我还没结婚，不能没幸福就……而且我的自身免疫力也不好，加班熬夜太多了，回来之前开车吹风着凉了。

治疗师： 嗯嗯，这都能理解，请您相信政府，相信医院等这些权威机构给您提供的信息，做到关注权威信息，有选择地、辩证地看待微信、微博、朋友圈的信息。另外，请您遵医嘱，好好吃药，多喝热水，注意保暖，保护好自己的安全。

患者： 是的是的！我明白，所以我就是想咨询一下，这样心里就踏实了。我现在偶尔低烧。

治疗师： 不排除心理因素导致发热，没见到您本人，无法具体判断，如果实在无法缓解，请您到医院就医。我们可以给您提供一些放松的小训练，如果确实身体不适，服药后无法缓解，请您前往医院就医。

患者：怎么解决心跳快的问题啊？我现在已经不去看各种信息了。

治疗师：这个是我之前收藏的放松音乐，可以帮助您放松心情，如果您感觉到焦虑，可以尝试着听一听。最近确实是感冒咽痛高发季，所以除了保持正常的作息规律外，在心理层面上更要注意，采用正向思维，积极乐观看待疫情防控！

案例分析：

人格基础：患者本身容易焦虑，在心理学中我们称之为"神经质"。此类患者容易因小事产生过度的情感和情绪体验，引发负性情绪，严重者甚至会产生强迫思维或重复行为，所以需要尽早干预。

成长经历：患者独生子，家庭教养方式溺爱，成长过程中无重大事件，生活较顺遂。大学毕业后工作由父母帮助挑选，最后定在社区工作。

认知层面：患者对疫情存在不合理认知方式，总认为生命是脆弱的（死亡恐惧与其性格特点及家庭相关）。

情绪情感：任何突发公共事件的发生都会造成公众不同程度的心理应激。在面对突发的公共卫生事件时，必然会受到这些负面信息的冲击。如果不懂得自我转移、自我排遣、自我保护，就很容易被这些负面的"病毒"信息所感染。该患者在接受了大量的关于新型冠状病毒的负面信息后，过度卷入，产生了焦虑、恐惧、忧郁等消极情绪，在已经确诊其他疾病的情况下向专业人员反复求助，希望得到自己不会得病的好消息，减少自己的忧虑。

治疗小贴士：

面对此次疫情，社区人群应该如何做好"心理防护"？

（1）在生活方面，维持日常的生活作息，保持生活稳定。

（2）学习一些处理负面情绪的小方法，例如正念冥想训练，听一些放松的轻音乐，减轻负面消息带来的心理负担。

（3）在认知层面，要认识到国家正值危机，我们更要努力地采用正向思维模式，合理看待本次疫情的信息和变化，保持乐观心态，以积极的思维模式看待周围事物。

（4）如果自己无法处理心理问题，可以寻求当地的心理援助。

（韩　露　王育梅）

第十四章　特殊人群
（老年人、儿童、孕产妇）

在面对突如其来的新型冠状病毒肺炎这一传染性疾病时，相比于普通人群，儿童、老年人、孕产妇这类处于生理与心理特殊时期的人群面临着更多的挑战，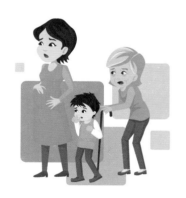不仅由于生理上免疫力相对低下所带来的弱势地位，更是由于生命特殊时期复杂的心理环境所带来的多方面挑战。因此在传染性疾病肆虐的时期，儿童、老年人、孕产妇是最脆弱的人群，更容易出现恐慌、焦虑、抑郁等应激情绪。

1. 心理特征

（1）紧张、害怕、不安、担忧、无助与绝望

面对疾病来袭时，因其高传染性而产生的常见情绪反应为惶恐不安、害怕、紧张，甚至会出现无助与绝望等情绪。儿童虽然无法理解目前的情况，但可以通过周围成人的行为、情绪变化而感知到危险的存在，由此也产生相应的情绪反应。但由于儿童的表达方式不同，8 岁以下的儿童可能会出现过分纠缠亲人、难以与亲人分离等表现；9 ~ 12 岁的儿童可能出现发脾气或攻击他人，过分在意父母情绪的反应。

（2）警觉性增高

由于担心疾病，夜晚难以入睡，即便睡着了仍眠浅多梦易惊醒，或者反复做噩梦。对于环境及周围人表现出过度担心，反复清洁触碰过的东西；周围出现打喷嚏或者咳嗽的人，便惴惴不安，担心是否为新型冠状病毒肺炎患者，担心自己被感染，甚者会因此与周围人发生冲突；一旦自己出现咳嗽、流鼻涕等感冒症状，担心自己是否染病，因此害怕、担心。

（3）躯体不适

取代情绪上的不适，部分人可能出现反复的躯体

不适，例如无任何原因的头晕、头痛、疲乏、呼吸困难、腹痛、腹泻等。

（4）焦虑、抑郁

特殊人群处于生理及心理的特殊状态下，更容易出现焦虑、抑郁等情绪。如孕产妇，由于处于孕期，激素等急剧变化可导致情绪不稳定，加之由于新型冠状病毒肺炎所带来的压力，更容易出现持续烦躁、焦虑、恐慌、坐立不安等表现，严重时可能出现持续的情绪低落、兴趣减退、活动减少、体力下降、食欲减退、体重下降、自卑自责等抑郁情绪，甚至可能产生自杀的念头。对于儿童及老年人，他们处于相对弱势的社会地位且自我掌控性较低，因而也易出现焦虑、抑郁等情绪。

2. 症状解析

情绪的出现与每个人面对外在冲突时的自我应对能力密切相关。当外在冲突所产生的压力强度远大于个人所能承受的压力范围时，便会出现恐慌、害怕、焦虑、抑郁等情绪。当前冲突的来源为新型冠状病毒肺炎，未知的情况会导致压力增大，使得个体无法自我调节，因此产生各种不同的情绪。而当个体处于特殊时期，即儿童、老年、孕产期时，由于生理及心理的双重影响，处于机体敏感时期，对环境更为敏感，情绪更加不稳定，更易受到外界影响。当恐慌、焦虑情绪蔓延时，此类个体的调节能力相对较差，无法及时适应外界环境，因此更易出现情绪变化。

3. 干预措施

对于儿童、老年人、孕产妇这些处于特殊阶段的人群，自我照顾的建议同普通人群，但由于上述人群大部分需要照顾者的参与及陪同，因此对特殊人群的照顾者提出以下建议：

（1）提供熟悉稳定的环境，充足的饮食

熟悉稳定的环境及充足的饮食可以使个体更好地建立安全感。每个个体都有属于自己的舒适圈，因而要为特殊人群提供熟悉及稳定的环境，当条件不允许时建议给予相对安静及舒适的环境，帮助增加舒适程度，建立充足的安全感。按照既往的节奏生活，规律作息。给予营养丰富的饮食，但避免暴饮暴食。

（2）鼓励情感表达，给予适当的情感支持

鼓励并倾听特殊人群个体对疾病的内心感受，认可目前所表现出的恐慌、紧张、害怕、焦虑等情绪均为正常的情绪反应，不强求勇敢与坚强，积极给予支持及陪伴。适当时可以给予共情，向特殊人群个体表达自己对于疾病的担心。

（3）由家人或其他熟悉的人照料

尽量由家人提供照料。但当家人因需要进行隔离等情况无法亲自照顾时，尽量由熟悉的人进行照顾，帮助建立安全感。

（4）及时调整照顾者的情绪

照顾者应及时处理自己的压力并积极调整情绪。在疾病流行的情况下，每个人都可能出现焦虑、抑郁等情绪。照顾者感到压力大或恐慌、焦虑时，被照顾者也会受到相应的影响。当照顾者出现上述情绪时，应承认情绪存在的合理性，积极面对并进行调整，掌握科学的放松方法，必要时寻求专业人员的帮助。

（5）信息透明化，对内容进行筛选，防止误导

及时告知目前情况，保证信息透明化，减少不必要的恐慌。但对于报道的信息内容应进行适当筛选，避免因错误信息所导致的害怕、恐慌、焦虑等情绪。

4. 实例

女性，**29**岁，硕士，中学教师，妊娠**28**周，因

"失眠 2 周"就诊。患者 2 周前得知一个朋友因感染新型冠状病毒肺炎去世，之后开始担心自己也有可能被感染，并出现入睡困难，严重时整夜不睡。睡不着时心情烦躁，怕睡不好导致免疫力低下，担心失眠会影响胎儿发育。患者既往体健，无药物过敏史。性格要强，追求完美，遇事容易紧张。无烟酒嗜好。精神疾病家族史阴性。

访谈记录节选：

患者：医生，我要是感染了病毒可怎么办呀？

医生：听起来您对感染新型冠状病毒非常担心。

患者：是呀！一个朋友感染后就死了，太恐怖了！关键是他在确诊前还参加了很多聚会！

医生：和您一起聚会了吗？

患者：那倒没有。

医生：没有和您接触，您紧张什么？

患者：我也参加了一些聚会！万一我参加的聚会中有人感染了，我就危险了。

医生：那您觉得您感染病毒的概率有多大？

患者：我觉得百分之七八十吧！

医生：这么高的概率？那您列举一下，您有可能感染病毒的依据有哪些？

患者：我参加了聚会，接触了很多人，没有戴口罩！

医生：还有别的依据吗？

患者：我想想……

医生：还有吗？

患者：好像想不到了。

医生：那在您参加的聚会中，有没有人感染病毒？

患者：好像没有听说。

医生：您最后一次参加聚会到现在有多长时间了？

患者：我想想。差不多 3 个星期吧。

医生：您知道这个病毒的潜伏期是多长时间吗？

患者：好像是 2 周吧。

医生：是的！也就是说您参加聚会时，即使当时有病毒感染者，现在过了 3 个星期，如果您没有感染症状，应该就不会有问题了。

患者：哦。

医生：最近 3 周您有发热、咳嗽的表现吗？

患者：没有。

医生：好的，也就是说您参加的最后一次聚会应该对您没有影响，因为已经过了 2 周的隔离期。

患者：你要是这样说，我就放心了！

医生：那我们接下来再想一想，不支持您感染病毒的依据有哪些？

患者：我想一想……我没有发热、没有咳嗽。

医生：还有吗？

患者：我没有去过武汉。

医生：很好！还有吗？

患者：我接触的人当中，没有听说感染的。

医生：还有吗？

患者：我最近没怎么出过门。出门就戴 **N95** 口罩。

医生：还有没有不支持的证据？

患者：好像没有了！

医生：您分析得特别好！您没有发热、咳嗽等感染症状，没有去过疫区，没有接触过确诊病例，出门时有很好的防护。这些都是您提到的不支持自己感染病毒的证据。那么，我们接下来再想一想，现在您觉得您感染病毒的概率有多大？

患者：百分之五吧。

医生：比您开始说的百分之七八十少多了！

患者：是的。

医生：以后遇到类似的问题，自己就可以做这样的分析。通过分析支持的证据和不支持的证据，就能让您更加客观地看待问题了。

患者：是的，谢谢医生！我回去还是睡不着怎么办呢？

医生：我可以给您开一点助眠药，实在睡不着的话，可以临时吃点助眠药。

患者：安眠药会不会影响胎儿？会不会上瘾？

医生：偶尔吃安眠药不会上瘾。连续服用时间不超过 4 周，一般不会成瘾。另外，有些安眠药对胎儿影响不大。根据美国的孕期用药安全分级，A 类、B 类药物对胎儿比较安全，C 类轻微影响，D 类和 X 类影响比较大。我准备给您开的药物是唑吡坦，属于 B 类药物，是比较安全的。

患者：好的。

医生：另外，要培养好的睡眠习惯。建议规律作息，每天按时上床、按时起床，培养生物钟；白天尽量不要补觉、不要午睡，也不要躺床上做与睡眠无关的事情，如看手机、看电视等；每天坚持适量运动；睡前可以做一些放松的练习，比如静坐正念呼吸、身体扫描等。

患者：你说的放松练习，比如正念呼吸和身体扫描，怎么做？

医生：关注"失眠工作坊"微信公众号，在底部菜单"治疗方法"中可以查看相关视频和音频。

患者：好的，谢谢医生！

医生：不客气！

治疗小贴士：

（1）导致情绪反应的，不是事情本身，而是对事情的认知方式。通过改变思维方式，就可以缓解情绪。案例中采用的认知修正方法是"思维日记"的方法，即通过客观地分析"支持的证据""不支持的证据"，从而修正不合理的信念。

（2）对于失眠，国内外首选的治疗方法是"失眠的认知行为治疗"，简称为**"CBT-I"**。为了便于操作，北京大学第六医院睡眠医学中心将**CBT-I**简化为"上、下、不、动、静"五步疗法，即：

①晚上**10：30**上床。

②早晨**6：00**下床。

③不补觉、不午睡、不赖在床上做与睡眠无关的事情。

"失眠工作坊"微信
公众号二维码

④白天有氧运动**1**小时。

⑤每天静坐正念呼吸练习**1**小时。上床后常规进行身体扫描练习促进入睡。

具体练习方法可在"失眠工作坊"微信公众号中查看。

（齐 璐 孙 伟）